JN047399

はじめよう！

薬剤師のための禁煙支援ガイド

日本禁煙学会 編

南山堂

⬭ 編　集

一般社団法人 日本禁煙学会

⬭ 編　者

高橋勇二　　一般社団法人日本禁煙学会 薬剤師委員会 前委員長

戸張裕子　　東京薬科大学 薬学部 薬学実務実習教育センター

⬭ 執筆者　※五十音順

相澤政明　　ガーデン薬局

磯村　毅　　予防医療研究所

伊藤裕子　　公益社団法人 大分県薬剤師会

稲葉洋平　　国立保健医療科学院 生活環境研究部

近藤宏樹　　三豊総合病院

櫻井可奈子　ヤマザワ調剤薬局 県立中央病院前店

高野義久　　たかの呼吸器科内科クリニック

髙濱　寛　　良寛堂薬局

戸張裕子　　東京薬科大学 薬学部 薬学実務実習教育センター

長谷川晃美　くるみ薬局

細川智成　　公益財団法人慈圭会 慈圭病院 薬局

堀田栄治　　福井県済生会病院 薬剤部

増谷美喜子　増谷薬局 蓮池店

松崎道幸　　道北勤医協 ながやま医院

源川奈穂　　公益財団法人 日本薬剤師研修センター

宮﨑恭一　　一般社団法人 日本禁煙学会

村山勝志　　むらやま薬局

序

　2023 年 5 月に新型コロナウイルス感染症（COVID-19）の感染症法上の位置づけが 2 類から 5 類感染症に分類変更され，社会活動度がパンデミック発生以前の状態に回帰してきました．社会活動の活発化と共に人々の流れの中に喫煙行動も目につくようになり，**受動喫煙防止や禁煙支援の重要性**を再認識する新たな状況となっています．

　日本における禁煙支援をさらに強めていく一助となる「はじめよう！ 薬剤師のための禁煙支援ガイド」がここに上梓されました．この禁煙支援ガイドは，薬剤師や登録販売者に向けた日本で初めてのガイドブックです．薬剤師や登録販売者が禁煙支援をはじめようと思うと，経験や知識が足りていないと不安になるかもしれません．そのような時に，このガイドは皆さんの強力なサポート役となり，禁煙支援スタートに立ちはだかる見えない障壁を取り払ってくれるでしょう．第 1 章は，薬剤師の禁煙支援の現場を想定したケーススタディとなっています．第 2 章は，タバコ製品と喫煙の害に関する分かりやすい解説です．これらの解説は禁煙支援を行う薬剤師を勇気づけ，禁煙支援への興味をかき立ててくれるでしょう．第 3 章は，禁煙支援の現場で活躍中の薬剤師が，禁煙支援のノウハウを惜しみなく提供しています．禁煙支援の現場の悩みを解決に導くコツが示されています．第 4 章は，禁煙支援や防煙活動を通じて地域で求められる薬剤師へと導きます．第 5 章は，禁煙支援に関する知識と技術を深め，そのアップデートに役立つ情報が示されています．本書を手に取られた薬剤師や登録販売者の皆さんが，禁煙へと向かう喫煙者の伴走役となり禁煙と防煙のネットワークを力強く広めていただけることを願っています．

　本書は日本禁煙学会の全面的な応援のもとに完成しました．新型コロナウイルス感染症に立ち向かいつつ貴重な時間を割いて本書の作成に協力いただいた関係者の皆様，特に，共同編者の戸張裕子氏，そして，企画から完成に至る全ての過程に献身的にサポートいただいた南山堂の伊藤毅氏に感謝いたします．

2023 年 6 月吉日

一般社団法人日本禁煙学会 薬剤師委員会 前委員長

高橋　勇二

Contents

第 1 章

導入編

禁煙支援の処方事例

ケース 1 タバコに関する相談

すべての薬剤師・登録販売者向け

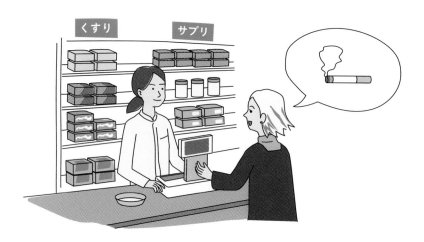

📎 来局までの経緯

　山田咲さん，28歳女性，美容師で流行に敏感．両親と三人暮らし．美容専門学校時代に憧れの先輩の喫煙姿をみてタバコを吸い始めた．仕事中はIQOS®（加熱式タバコ），仕事のとき以外はセブンスター®（紙巻タバコ）を吸う．56歳の母親は，咲の出産を機に禁煙していて，57歳の父親も心疾患のため昨年禁煙をした．両親からの禁煙の勧めがあり，新型コロナウイルス感染拡大からタバコをやめたほうがよいと思い，代わりになるタバコについて相談しようと薬局にやってきた．

山田：いつものカラコン（カラーコンタクトレンズ）をもらえますか．山田咲です．

薬剤師：少々お待ちください（台帳を調べる）山田さん，こちらですね．

山田：はいそうです．ちょっと聞いていいですか？ 害がないタバコとか売っていますか？

害がないタバコというのは置いていませんが，どなたかに聞かれたのですか？

母親から，タバコをやめなさいって近頃うるさくて．こちらで相談してみたら？ といわれて．

ありがとうございます．光栄です．禁煙を考えていらっしゃるのですね．

いえ．タバコをやめるつもりはないのですが．

📝 TIPS

禁煙支援の基本は 5 つの A（5A）．

推察する（Assess）：禁煙支援のステージ②関心期は，禁煙したいと思いつつ，喫煙継続にも価値を認めるという 2 つの相反する感情を持ち合わせている

そうですか．害がないタバコに替えようと思われたのは，どのような理由ですか？

今朝も母親から「タバコを吸っていると，コロナに感染しやすく重症化もするらしい．これから結婚して子どもができたときにも大変だから，いまのうちにやめなさい」っていわれ，何かしないといけない気がして．

➡ 女性への対応 p.91

よい親御さんですね．ご家族は，吸われないのですか？

📝 TIPS

家族状況，生活背景などを把握するための質問

親は二人とも昔は吸っていましたが，いまは吸っていません．母親は，自分を産むときに禁煙したらしいんです．父親も少し前に心疾患でドクター

ストップがかかって禁煙したので，急にやめろやめろってうるさくなって．

薬剤師

愛されているのですね．タバコは，どのくらい吸われるのですか？

➡ 患者の背景ならびに意思を確認する p.71

山田

仕事の日は 1 日 10 本ちょっと．休日は 1 箱ちかく吸っちゃいますね．仕事中は IQOS® で，それ以外のときはセブンスター® です．

薬剤師

そうですか．いま，職場でもなかなか吸えなくなっていませんか？

山田

美容の仕事をしていて，オーナーも喫煙者なので大丈夫です．

薬剤師

美容のお仕事ですか．お客様を綺麗に美しくするために，ご自身の美容にも気を配る必要があり，大変ですが素敵なお仕事ですね．職場の方も吸われるのですか？

➡ 動機づけ面接法とは？ p.109

山田

はい全員．施術が終わって，次のお客様の前に一服してストレスを解消しています．

薬剤師

なるほど．IQOS® はいつ頃から吸われているのですか？

山田

3 年くらい前かな．「お客様にタバコの臭いがしない IQOS® にしよう」ってオーナーが言い出して，紙巻タバコは禁止になりました．

薬剤師

IQOS® 以外の新型タバコを何か吸われますか？

山田

その辺よくわからないんです．皆が IQOS® なのでそうしただけで．

薬剤師

新型タバコは，大きく2種類あります．1つがタバコの葉を加熱して吸引する加熱式タバコで，IQOS® のほかに Ploom TECH®，glo® などがあります．もう1つは，ニコチンを含んだ溶液を加熱吸引する電子タバコです．外国で流行していますが，日本では発売が禁止されているため，ニコチンを含まない電子タバコが販売されています．

➡ タバコの種類 p.28

山田

ニコチンが入ってないから，自分の周りで電子タバコを吸う人がいないのかぁ．でも新型タバコは，害が少ないですよね？

薬剤師

新型タバコは，まだ使用開始からの期間が短いため，長期使用に伴う健康影響については明らかではありません．有害成分の分析結果から，加熱式タバコから発生する化学物質の種類は，紙巻タバコとほぼ同じで，ニコチン以外の化学物質の量は少ないという報告がありますが，紙巻タバコに含まれていない有害物質の排出が確認されています．

山田

やはり害が少ないってことですね？

➡ タバコに含まれる有害化学物質 p.34

薬剤師

有害物質の安全域はないので，有害物質が少ないから害が比例して少なくなるわけでありません．とくに紙巻タバコと併用した場合，健康影響の十分な低減を期待できません．

山田

タバコの有害物質って，タールとかですよね？

➡ タバコに含まれる有害化学物質 p.34

薬剤師

そうです．タールは発がん性物質です．タバコの煙には，200種類以上の有害物質，発がん物質が70種類も含まれています．タバコの三大有害物質は，ニコチン・タール・一酸化炭素です．

昔，授業で習ったような．ニコチンも有害物質ですか？

ニコチンは，脳に作用して依存を起こします．また，血管を収縮させて血液の流れを悪くします．血圧が上がり，脈拍も早くなるので心臓へ負担がかかるので，お父様のように心疾患の方にはたいへん危険なものです．

➡ 基礎疾患への対応 p.83

なるほど．でもタバコを吸うとスッキリしてやる気が出るのは，ニコチンのよい作用ですよね．

そう感じてしまうのが，ニコチンの怖いところです．タバコを吸い始めると，脳内にニコチン受容体が出現してきます．ニコチン受容体は，ニコチンを受け取るとドパミンという物質を発生させます．脳でドパミンが供給されたとき，落ち着く，ストレスがとれたような多幸感を得るので，タバコを吸って「うまい」と感じるわけです．

 TIPS
役立つ禁煙情報・資料：くまもと禁煙推進フォーラム資料館
https://square.umin.ac.jp/nosmoke/shiryo.html

ニコチンでドパミンが出て気分がいいなら，やっぱりよい作用ですよね．

でもドパミンは，タバコを吸わなくても供給されます．好きな音楽を聴いているときとか，おいしい食事をしたときとか，日常生活のなかでドパミンが供給されて満足感や幸福感を得られます．喫煙者の場合，ニコチンによるドパミン供給が強すぎるため，ほかの刺激ではドパミンが得にくい状態になります．おいしい食事をしてもドパミンが足りないため満足感が得られず，食後の喫煙でドパミンを供給してはじめて「うまかった」と感じます．

確かに食後の一服はおいしいですね．

ドパミン供給によりタバコをうまいと感じるようになると，脳はニコチンを摂取したときの感覚を求めるようになり，同じような時間や状況でタバコを吸うことが習慣になります．

施術をしながら，吸うことを想像してがんばっていますね．

禁煙をしたことはありますか？

あるといえばありますが，3日間だけ．父親が禁煙できたときに自分もやめようかなぁと思いやってみましたけど，仕事のモチベーションが上がらないのですぐやめました．

禁煙に3日取り組まれたとのこと，がんばりましたね．タバコを吸い始めると，ニコチンでドパミンを供給する仕組みが脳にできてしまうので，吸わないとイライラや不安感，落ち着かないといったニコチン離脱症状が起こります．この状態はニコチン依存症という病気ですから，自力で禁煙するのは大変なのですが，お父様はどうやって禁煙されたのですか？

➡ 離脱症状への対処法 p.100

病院で薬をもらってやめたみたいです．禁煙できないと恥ずかしいと思ったみたいで，私には内緒にして治療を受けていました．

なるほど．病院では保険で禁煙治療を受けられます．離脱症状が起きないように禁煙補助薬を使います．飲み薬は，2つの作用があって，ニコチン受容体にニコチンが結合するのをブロックする作用と，少しだけドパミンを放出する作用です．それでタバコを吸ってもスカスカして満足感が得られず，離脱症状も起きないのでより確実に禁煙ができます．またパッチでニコチン補給して離脱症状を緩和しながら禁煙する方法もあります．

➡ 禁煙補助薬の比較 p.60

 TIPS
禁煙治療の薬物治療は，内服薬とパッチ

7

山田

自分は，病院に行くほどでないと思いますがね．

薬剤師

うちも置いていますが，市販薬でニコチン補給をするガムとパッチのお薬があります．離脱症状を緩和しながら，タバコを吸わない生活習慣を作って禁煙します．

山田

でも仕事の合間に吸う楽しみがないと，間がもたないなぁ．

薬剤師

いままでの吸いやすい環境を作らないことが大切です．休憩時間は，外で体操や深呼吸したり，水やお茶を飲んだり，好きな音楽を聴いて気分転換をしてはどうですか？

 ➡ 離脱症状への対処法 p.100

📝 **TIPS**
禁煙のための解決策の提案

山田

健康的ですね．吸える場所も少なくなって，また値上がりもしたし，やっぱりコロナに感染したくないですね．

薬剤師

そういう社会の流れで禁煙する人が増えています．受動喫煙ってご存知ですよね？

山田

もちろん．家ではベランダで吸うようにしています．

薬剤師

気を使われていらっしゃいますね．でも，窓やサッシの隙間から室内にタバコの煙が入ってきますし，服についた有害物質も部屋の中に入っていることをご存じですか？

➡ サードハンドスモーキング p.45

山田

ええ？ 家族も受動喫煙を？ やめないとだめかなぁ．

薬剤師

私の意見をいっていいですか？

山田

ええ．

薬剤師

山田さんには禁煙をお勧めします．スモーカーズ・フェイスって知っていますか？ タバコによる皮膚の血行障害で，肌の張りがなくなり，シミ，シワ，くすみ，肌荒れなど老け顔になってしまいます．美容の仕事をされているのですから綺麗でいてほしいですし，ご家族皆さんが健康で幸せでいてほしいと思います．

 TIPS

禁煙支援の基本は 5 つの A．勧める（Advice）

山田

何でそこまで心配してくれるのですか．

薬剤師

私たち医療人は，すべての人々の健康的な生活を確保し，福祉を促進することですから，山田さんの禁煙をお手伝いできると私も嬉しいです．一緒に禁煙計画をたてましょう．親孝行にもなりますよ．

山田

はい．お願いします．

（髙濱 寛）

9

ケース
2 # OTC を勧める事例

薬局薬剤師・
登録販売者向け

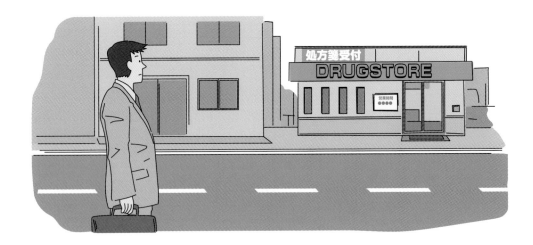

📎 来局までの経緯

　小林拓也さん，32 歳男性．会社員．営業職．大学生となり一人暮らしを始めたころからタバコを吸い始めた．勤務先社内では禁煙であるが，ビルの中に喫煙室がある．喫煙室では紙巻タバコを吸いながら同僚と情報交換できると考えている．車の中では，加熱式タバコを吸っている．趣味の自転車ツーリングサークルで知り合った彼女と 9 月に結婚式を上げる予定である．その彼女から，タバコをやめてもらいたいとお願いされた．

　禁煙外来の存在を聞いてはいたが，かかりつけのクリニックはない．インターネットで禁煙について調べたところ，薬局で禁煙できると知った．営業でいつも通る街道沿いにあるドラッグストア併設の調剤薬局で禁煙の相談をした．

小林

タバコをやめる薬ありますか．

受付

ハイ，ただいま薬剤師を呼んでまいりますので，少々お待ちください．

TIPS

医薬品医療機器等法第三十六条の七により，医薬品区分第 1 類医薬品であるニコチンパッチは薬剤師が販売しなくてはならない.

お待たせいたしました. 薬剤師の櫻井です. タバコをやめたいとお考えなのですね.

この度，彼女と結婚することが決まったのですが，タバコをやめてねって頼まれてしまって…….

ご婚約おめでとうございます. 先程，タバコをやめる薬を探しているとうかがっていますが，実は禁煙するには，病院で医師から指導を受ける禁煙外来と，薬局で禁煙補助薬を買って自ら行うセルフメディケーションがあります. 禁煙外来はご存じでしたか？

禁煙外来は聞いたことがあるけど，病気でもないし，仕事上，通院する時間を取れそうにないですね.

➡ 薬局・薬店で行う禁煙支援 p.54

なるほど. それでは薬局で禁煙補助薬を購入する禁煙が生活スタイルに合っているかもしれませんね. 禁煙補助薬は，3 種類あるのですが，薬局でご提供できる市販の薬は 2 種類です.

➡ 禁煙補助薬の比較 p.60

それぞれ特徴があるので，どちらがよいかを選ぶためにも，タバコについてのお考えを少々おうかがいしてもいいですか. 10 分ほど，お時間は大丈夫でしょうか.

➡ 動機づけ面接とは？p.109

TIPS

面談者と二人で協同して問題解決に向かう.

➡ 患者の背景ならびに意思を確認する p.71

小林

> ええ，少しなら．

薬剤師

> タバコには，紙巻タバコと加熱式タバコがありますが，現在吸っているタバコの種類と本数をお聞かせください．

➡ タバコの種類 p.28

小林

> いつもは，火をつけて使うタバコを吸っています．仕事中，車の中では加熱式タバコを吸います．大体 15 本くらいかなぁ．

➡ タバコに含まれる有害化学物質 p.34

 TIPS
ニコチンによる依存性

薬剤師

> どんなときに，タバコを吸いますか．

小林

> 車に乗ったときとか，ご飯の後とか，仕事の合間にも吸っています．

薬剤師

> タバコを吸わないときはございますか？

小林

> あぁ，かぜを引いてのどが痛かったときは，2 日くらい吸わなかったときがありました．

薬剤師

> いままでに禁煙しようと考えたことはありましたか？

小林

> いや，とくに考えたことはありません．周りの友達も社内でもみんな吸っているし，本心をいうと，吸わない自分を想像できませんね．

薬剤師

> いままでデートのときはどうされていましたか？

彼女がタバコの煙が嫌いだというので，一緒のときはタバコを吸いません．彼女は自分の車を臭いというので，移動するときは彼女の車を運転していました．

小林

彼女と過ごす時間は，タバコを吸わないのですね．

薬剤師

そうですね．一緒に過ごす時間は大切ですから．

小林

奥さまになられる方を，大切に思ってらっしゃるのですね．
また，お相手の方も，あなたさまだけではなく，将来授かるお子さまの健康と将来も大切に思い，禁煙を勧めたと私は思います．
タバコの健康への影響について，少しお話してもよろしいでしょうか．

薬剤師

はい．

小林

タバコは，吸っている本人だけではなく，周囲の人にも害を及ぼすのはご存じですか．

薬剤師

そういえば，子どものときに防煙教室で聞いたことがありますね．

小林

➡ 未成年者への教育が重要である背景 p.128

 TIPS

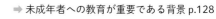

喫煙・飲酒・薬物乱用について，学習指導要領の保健体育における指導が定められている．教師が行うこともあるが，薬剤師をはじめとした専門家が外部講師として学校に出向き，タバコの害や依存性について授業を受けもつことが多い．

タバコを吸う本人に対しては，フィルターによって煙はコントロールされるのですが，タバコを吸わない人が，タバコ煙がまざり込んでしまった空気を吸うと，自分でタバコを吸うよりも深くタバコを吸い込んだことになります．これを受動喫煙といいます．

薬剤師

➡ 受動喫煙の健康影響 p.42

 TIPS
タバコを直接吸う行為を能動喫煙という.

 あぁ, それそれ.

小林

 タバコの煙には, およそ 5,300 種類の化学物質が含まれ, そのなかのおよそ 200 種類が有害物質であることがわかっています. それがお母さんの体を通して, お腹の赤ちゃんにまで影響を及ぼしてしまいます. 喫煙者が吐き出した呼気も有害です.

薬剤師

➡ タバコに含まれる有害化学物質 p.34

 結婚したら早く子どもは欲しいなぁ. 大きくなったら, いろんなところに連れて行って, 元気な子どもと一緒に遊んであげたいな. そうかタバコをやめなきゃ.

小林

 タバコから卒業するお気持ちがはっきりしましたね.

薬剤師

 薬局でお手伝いできる禁煙治療薬には, ニコチンガムとニコチンパッチがあります.

薬剤師

 タバコをやめるのにニコチンなんですか？ ニコチンとタールは体によくないってタバコの箱に書いてありましたけど.

小林

 はい, ニコチンは, 血管を収縮して血圧を上げたり, 動脈硬化を進めて心疾患や脳卒中の原因になるなど, 体に影響を与えることが知られていますが, 重大な問題の 1 つは依存症を引き起こす原因となってしまうことです.

薬剤師

➡ 基礎疾患への対応 p.83

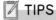 **TIPS**
ニコチン依存症は病気であること

小林

依存症って，中毒っていうこと？

薬剤師

簡単にいうと，「やめたくてもやめられない」ことです．タバコを吸う人の脳細胞は，タバコを吸わなかった以前と同じ活動レベルを維持するために，定期的にニコチンを体に入れたいとの欲求があります．これが「ニコチン依存」と呼ばれる病気です．病気は治すことができますので，タバコもやめることができます．

薬剤師

禁煙は，その定期的に体に入れるニコチンをゼロにすることを目標にしますが，急にニコチンをやめることで，現在飲んでいる薬の効き目に影響を与えてしまうことがあります．いま何か飲んでいる薬はありますか．

⇒ タバコおよび禁煙補助薬と相互作用のある医薬品 p.65

小林

飲んでいる薬はありません．疲れたときにドリンク剤を飲むくらいですね．

薬剤師

これまでにうかがったタバコの習慣と，現在とくにほかにお薬を飲んでいないとのことから，禁煙を助けるお薬を使って禁煙されることをお勧めいたします．
いままでタバコを吸うことで取り入れていたニコチンを，ガムやパッチで体の中にニコチンを取り込みます．徐々にガムやパッチのニコチンを減らし，最終的にニコチン摂取量をゼロにしていきます．

薬剤師

ニコチンガムとニコチンパッチのいずれかを選んでもらうのですが，どちらかご希望はございますか？

⇒ 薬局・薬店で行う禁煙支援 p.54

小林

なるべく簡単なほうがいいですね．仕事中にガムを噛むのもなんだか不謹慎だし，パッチがいいかな．

薬剤師

市販薬のパッチ剤は，2ヵ月使います．起きたら貼って，就寝前に剝がします．初めの 6 週間はニコチネルパッチ 20 を，次の 2 週間はニコチネル

パッチ 10 を貼ります.

朝起きたらすぐにタバコを吸う習慣がありますか？

起きてトイレに行ったら一服します.

起きてからパッチを貼るので，初めの一週間くらいは離脱症状がつらいかもしれません．いらいらして落ち着かない，眠い，やる気が出ないなど，2 日目から 4 日目を乗り越えればあとはだいぶ楽に過ごせますよ．
日中貼りっぱなしなので，貼ったところが赤くなったり，かゆみが出てしまったりするときがあります．貼る場所を背中，上腕や腹部など毎日変えてください．寝る前に剝がしたら，保湿ケアをし，かゆみなどの症状が出てしまったらかゆみ止めや湿疹の薬を塗ってください．水ぶくれができたり，かゆみなどが強くなったりしたら使用を中止し私たち薬剤師に連絡してください.

もしも，吸いたくなったらどうしたらいいのかな？

禁煙の目的を思い出してみましょう．禁煙したらお金もたまりますよ.
また，朝起きたら歯を磨く，食後すぐに歯を磨く，水を飲む，深呼吸をする，体を動かすなど試してください.
一方で，コーヒーやアルコールを飲むと，タバコを吸いたくなるといわれています.

➡ 離脱症状への対処法 p.100

こちらの「禁煙ガイドブック」を差し上げます．禁煙日誌をつけることができますし，注意事項を繰り返し読むことができます.
また，タバコの真実を知ることが，禁煙への気持ちを支えてくれます．インターネットで【国立がん研究センター】のサイトで「タバコとがん」など閲覧してみてください．とてもわかりやすく説明されています.

➡ 禁煙支援に役立つ情報サイト p.146

薬剤師

1週間後に再度ご来店いただけますか？ まず，7枚入りを使ってみましょう．さて，禁煙開始日をいつにしましょうか．

後日（1週間後）……

薬剤師

こんにちは．離脱症状は，いかがでしたか．

小林

やっぱり，タバコ吸いたくなりました．つらかったけど，我慢できてます．でも，貼っていたところがかゆくなってきて，剝がしてみたら真っ赤になっていたんです．場所を変えてみたんだけどやはり赤くなっちゃって．今日はニコチンパッチを貼るのをやめました．

薬剤師

つらかったけど，禁煙できていることは素晴らしいですね．ただニコチンパッチの副作用でおつらかったと思います．車に乗ることが多いと聞いていましたが，汗をかく機会が多かったですか．

小林

仕事終わってからトレーニングジムに通っています．

薬剤師

ニコチンパッチは2ヵ月を予定しますので，残念ですが今回はこの方法を中止しましょう．しかし，1週間成功した禁煙を，このまま中止することはもったいないと思います．このまま，禁煙を続けてみませんか．

小林

もちろんタバコはやめたいです．

薬剤師

禁煙外来に行ってみませんか．土曜日に診察している開業の先生が近所にいらっしゃいます．

➡ 禁煙支援に役立つ情報サイト p.146

医者に行くのは抵抗あるけど……，ぜひ禁煙したいです．

お薬手帳をお渡しします．今回使ったニコチンパッチの名前と，赤くなってしまったことを記入しておきますので，この手帳をお医者様にみせてくださいね．禁煙を達成するまでサポートしますので，これからも気軽に薬局へ相談しに来てください．

（櫻井可奈子）

3 禁煙外来の処方事例

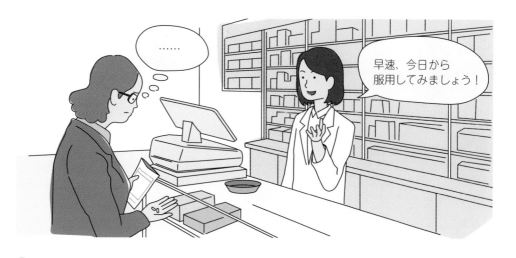

📎 来局までの経緯

　堂山　南さん，52歳女性．医療機器メーカー人事部勤務．高校2年生の娘と2人暮らし．20歳頃から喫煙開始，現在1日約10本喫煙中（MEVIUS EXTRA LIGHTS 100's ボックス）．妊娠期間禁煙経験あり．

　喫煙場所は会社の喫煙所と自宅のキッチン換気扇下またはベランダに限定し，娘をはじめ非喫煙者には迷惑をかけておらず，自身の行動に問題はないと考えている．会社の定期健診では毎回禁煙勧奨されるものの，健診結果に特別問題がなかったことから，これまで禁煙する意思はなかった．しかし，職場が敷地内全面禁煙となり，喫煙所が撤去されることとなった．管理職の立場から禁煙することにしたが，そもそも禁煙についてはやる気がしない．

初回診察日

Rp. チャンピックス®スタート用パック　1パック（14日分）

薬剤師

　堂山さん，先生からお話があったかと思いますが，こちらが堂山さんの禁煙を助けるチャンピックス®という飲み薬です．先生に先ほど電話で服用

のタイミングなど確認したところ，堂山さんと相談して決めてよいとのことでした．思い立ったが吉日といいますし，早速本日の夕食後から，こちらの白い錠剤を1錠，服用を始めてみてはいかがでしょうか？

➡ 禁煙補助薬の比較 p.60

堂山
先生からは，タバコをすぐにやめずに，1週間は吸い続けられると聞いていますし，今晩から飲んでみます．ただ，薬は普段飲んでいないこともあり，副作用が心配です．

薬剤師
薬による副作用が心配……．（語尾下げ）

➡ 動機づけ面接とは？p.109

堂山
そうですね．タバコを吸いながら，禁煙させる薬を同時に飲むことで，副作用がいろいろありそうに思うのですが，大丈夫なのでしょうか．

薬剤師
この薬の効き方についてご説明することで，副作用に関するご心配が解消される点があるかと思います．お話してよろしいでしょうか？

➡ 動機づけ面接とは？p.109

堂山
はい．

薬剤師
まずこのお薬は，禁煙による禁断症状を和らげることを目的としており，服薬開始後最初の1週間は，タバコを吸うことを前提に開発されています．そのため，薬の副作用を心配して，今日からいきなりタバコをやめないほうがよいですね（説明用資料を利用）．

堂山
そうなんですね．

ニコチン依存とは，タバコを吸うことにより，ニコチンが体内に入り，脳内神経の$\alpha_4\beta_2$ニコチン受容体を刺激して，快感を生むドパミンという物質が出ます．その満足感を得るためにタバコを吸うのをやめられない状態なんですね．

受容体ですか，初めて聞きました．

→ タバコに含まれる有害化学物質 p.34

チャンピックス®は，この$\alpha_4\beta_2$ニコチン受容体に結合しますので，タバコを吸って体内に入ったニコチンが，この受容体に結合しドパミンを出すことができなくなります．つまり，タバコを吸ったことによる満足感が得られず，吸ってもおいしく感じなくなります．一方で，チャンピックス®は受容体に結合して，ドパミンを少量かつ一定量放出するため，禁煙に伴うイライラやタバコを吸いたいという気持ちが，チャンピックス®を使わないときよりも軽減されます．

→ 禁煙外来で行う禁煙支援 p.50

なるほど……．私の場合，薬を飲んでも，タバコはずっとおいしいと感じるように思いますが……，まあ，やってみます．

まずは禁煙を始めてみる，という堂山さんの決断と行動力は，職場のリーダーとして，迅速で素晴らしいですね．禁煙開始は服薬後8日目からですが，もしもその途中で，タバコがおいしく感じなくなれば，無理に吸い続ける必要はないと思います．また，この薬を飲んだ方の30％程度に「はきけ」，10〜20％程度の方に不眠や頭痛といった症状が報告されていますが，いずれも症状が一過性なことが多く，薬の量を調節して治療を続けることが多いですね．もちろん，堂山さんが薬を飲み始めて，何か普段とは違う症状や気になることがあれば，すぐにご相談ください．

🗒 TIPS

副作用を過度に心配する受診者には，「飲み始めに胃のあたりが重く感じることがある」といった表現にしたほうがよいこともあります．

薬剤師

人によっては，めまいなどが起こることもあるので，車の運転など制限する必要が出てくるのですが，堂山さんは，車の運転などされることはありますか？

➡ タバコおよび禁煙補助薬と相互作用のある医薬品 p.65

堂山

いえ，たまに週末ドライブする程度ですが．

薬剤師

週末の楽しみを制限することになり申し訳ありません，この薬を服用中，ドライブは控えていただけますか．

堂山

わかりました．

10 日後，薬局に堂山さんが立ち寄る．

薬剤師

堂本さん，禁煙治療を始めて，その後いかがですか？

堂山

この薬を飲んで 5 日目ぐらいから，タバコを吸っても味気がなくなり，ちょうど 1 週間でタバコはやめました．ただ，何だかむかむかというか，気分が少し悪く，薬を飲むのが嫌になってきました．

薬剤師

禁煙を開始できたのは何よりですが，むかむかして気分が悪いとのこと，それはおつらいですね．そのむかむかする症状は，いつ頃から始まりましたか？

> 📝 **TIPS**
> ほかにも何か気になる症状がないか，確認したほうがよいでしょう．

> 📝 **TIPS**
> この時点で，堂本さんの禁煙環境（タバコをすべて処分したかどうかなど）についても，確認するべきでした．

堂山

2日ほど前ですかね.

薬剤師

2日前となると, チャンピックス®を1mgに増量した後ですね. 堂山さんの症状は, 禁煙による禁断症状である可能性もありますが, 薬の量が堂山さんには少し多いのかもしれません. 先生に0.5mgへの減量を提案してみますので, 少しお待ちください.

> ✅ **TIPS**
> 消化器症状軽減のため, 制吐薬や消化管作動薬との併用を提案してもよいでしょう.

医師と相談の結果, 以下の処方に変更された.

> Rp.　チャンピックス®錠0.5mg　1回1錠（1日2錠）
> 　　　　　　　　　　　1日2回　朝・夕食後　14日分

2回目

薬剤師

その後, 体調はいかがですか.

堂山

気分の悪さは以前よりよくなりました. ただ, すごく吸いたいわけではないのですが, タバコを探しますね.

> ✅ **TIPS**
> 禁煙環境が達成できているかどうか, 確認しましょう. タバコやライターなどタバコに関連する物品も含めて処分していなければ, 再喫煙回避のため処分を勧めましょう.

薬剤師

堂山さんの生活に, タバコを吸うという行動が深くかかわっていましたから, そのルーティーンを変えて, タバコのない生活に慣れるには, まだもう少し時間が必要ですね. とはいえ, タバコを吸わずに2週間過ごされたこと, 順調に禁煙できていて何よりだと思います.

堂山

先ほど先生からも，CO モニターの値が下がっているといわれました．

➡ 禁煙外来で行う禁煙支援 p.50

薬剤師

禁煙の効果を実感できることが，今後も増えてくると思います．それでは また 2 週間後，堂山さんの禁煙状況についてうかがうのを楽しみにして います．

3 回目

Rp.　チャンピックス®錠 1 mg　1 回錠（1 日 2 錠）
　　　　1 日 2 回　朝・夕食後　28 日分

薬剤師

今回増量されましたね．何か気になることがありましたか？

堂山

家のキッチンにタバコが残っていて，本当にまずいのかなと思って試しに 1 本吸ってしまいました．おいしくはなかったのですが……，あの煙をみ ているとリラックスできるんですよ．私は，コーヒーと同じでタバコとい う文化が好きなんですね．今回，先生に禁煙をやめることを伝えるために 受診したのですが，先生からは，せめてもう一回だけ禁煙に取り組んでみ ようと粘られまして……．こういうとき，職場に診療所があるというのは， やっかいですね．

➡ 認知行動療法とは？p.117

 TIPS
医療従事者の禁煙支援の熱意が，喫煙者の禁煙を後押しすること もあります．一方で，禁煙を一方的に押し付けることが逆効果の 場合もあるので要注意です．禁煙治療を通じて，患者との良好な 関係を構築できるよう努めましょう．

薬剤師

そうでしたか……．再喫煙された方は，気まずくて受診を控える方も多い なか，主治医の先生に率直にお話してくださったこと，義理堅くて真面目 な堂山さんらしいですね．堂山さんは，これまでにほぼ 1 ヵ月禁煙された ことから，ここでやめるのはもったいないと私も思います．薬を増量する ことで，禁断症状が少し和らぐのではと思います．まずはもう一度，禁煙

を続けてみてはいかがですか.

堂山

先生と約束してしまったので,とりあえずは続けてみます.

薬剤師

タバコを思い出さずに生活するため,ご自宅にもしタバコなどが残っていたら処分をお願いできますか? また,次回1ヵ月後の受診までの間,気になることなど何かあれば薬局に相談してください.よろしくお願いします.

 TIPS

禁煙に積極的な場合には,初回にタバコに関連するものの処分を提案するのもよいでしょう.

4回目

> Rp. チャンピックス®錠1mg　1回1錠(1日2回)
> 　　　　　　　　　1日2回　朝・夕食後　28日分

薬剤師

禁煙が継続できているようで何よりです.忙しい堂山さんにとって,5回もの通院は不要と思われるかも知れませんが,治療後の禁煙継続率が,4回通院者と比較して,5回通院者では30%から50%へと上がります.次回も必ず受診するようお願いします.

 TIPS

体重増加の有無,その他禁煙の障壁になることがないかどうかたずねましょう.

5回目

薬剤師

堂山さん,本当によくがんばられましたね.堂山さんにとって「タバコのないニューノーマル」が日常になったと思いますが,禁煙生活はいかがですか.

堂山

喫煙者は新型コロナに罹りやすく，重症化しやすいと聞き，タバコは文化だといっていられなくなりましたね（苦笑）．娘も学校でタバコの害について教わっているようで，私の禁煙を喜んでくれています．今回薬を使うことで，昔妊娠したときより，随分楽に禁煙できたように思います．私の父もタバコを吸うので，今度禁煙を勧めるつもりです．

➡ 呼吸器感染症と喫煙 p.46

➡ 未成年への教育が重要である背景 p.128

薬剤師

是非，お勧めください！ 娘さんの禁煙サポートは，絶大な効果があると思います．お父様のかかりつけの先生が，禁煙治療を行っているとよいですね．禁煙サポートに取り組んでいる病院や診療所，薬局など，こちらから検索できますので，ご近所のこれら医療機関に，まずは気軽にご相談されることもお勧めします．また何かご不明な点がございましたら，いつでも薬局にご相談ください．

➡ 禁煙支援に役立つ情報サイト p.146

（源川奈穂／戸張裕子）

第 2 章

禁煙支援を
はじめる前に

1 タバコ製品について知る

Ⅰ｜タバコの種類

❶ タバコの喫煙率，タバコ政策とタバコ製品との関係

　現在の日本人喫煙者の喫煙率は 16.7% であり，男性の喫煙率が 27.1%，女性の喫煙率が 7.6% となっている（令和元年（2019）度国民健康・栄養調査 [1]）．日本人の喫煙率は，1970〜80 年代の男性喫煙率 70〜80% と比較すると格段に減少している [2] が，ここ 10 年の喫煙率の減少は緩やかになっている（23.4 → 16.7%）．これまで厚生労働省は，2003 年の健康増進法　第 25 条によって受動喫煙対策を進め，「学校，体育館，病院，劇場，観覧場，集会場，展示場，百貨店，事務所，官公庁施設，飲食店その他の多数の者が利用する施設を管理する者は，これらを利用する者について，受動喫煙を防止するために必要な措置を講ずるように努めなければならない」とし，タクシーが禁煙となった．2013 年には健康日本 21（第 2 次）において日本人喫煙者の喫煙率を 12% に目標設定をした（2022 年まで）．さらに 2020 年からは改正健康増進法を開始し，「望まない受動喫煙」を達成するために喫煙環境の制限を行うようになった．以上のタバコ対策に対応するように，タバコ製品が次々に販売されている．2003 年の健康増進法が始まる以前では，タバコ製品で思い浮かぶのは「紙巻タバコ」であった．しかし，健康増進法以降は，ガムタバコ，ZERO STYLE® などの嗅ぎタバコ，SNUS® のような無煙タバコが販売され，2014 年に販売開始された iQOS®（現 IQOS®）をはじめとする加熱式タバコが日本人喫煙者に広く普及するようになった．それ以外にも，リトルシガー（葉巻タバコ）やタバコ事業法のタバコ製品には該当しないが，「電子タバコ」も販売さらに普及するようになった．現在，わが国におけるタバコ製品は，紙巻タバコ以外のタバコ製品の使用率が上がっており，多様化が進んでいる．本項では，タバコ製品の種類，機能とタバコ製品の有害化学物質について説明をする．

❷ タバコ製品の機能

　日本も批准している「タバコの規制に関する世界保健機関枠組条約（WHO FCTC）第 9・10 条のガイドライン」に指摘されているように，現在のタバコ製品は，喫煙者をニコチンによって長期的に依存させ，タバコ葉や吸い口のフィルターに香料を添加すること

によってタバコ本来の苦味を低減させることでより喫煙しやすい味を追求している[3]．この傾向を把握し，海外ではタバコ製品の規制が進んでいる．タバコ製品の機能として次の3つがあげられている．（1）有害性；タバコ製品とタバコ煙に含まれる有害化学物質のばく露が生じる，（2）依存性；喫煙行動により依存性を伴う化学物質のばく露が生じる，（3）魅惑性；喫煙者を惹きつけるためのメントールなどの香料やタバコのパッケージデザインとされている．WHOは加熱式タバコの魅惑性として，（1）加熱式タバコの使用によるリスク軽減の期待がある，（2）加熱式タバコ加熱装置とスティック両方の使用体験，（3）灰皿を必要としないため紙巻タバコより使いやすい，（4）装置の価格は高いが，一旦購入すると費用は紙巻タバコと変わらない，（5）加熱式タバコの装置やスティックの評判やイメージがよいと思わせる，などをあげている[4]．これらは，WHO FCTCの目的である「タバコの消費およびタバコの煙にさらされることが健康，社会，環境および経済に及ぼす破壊的な影響から現在および将来の世代を保護する」が推進しない要因となる．

　以下に，タバコ製品の特徴とわが国で販売される製品の現状を示す．

❸ タバコ製品の特長

a. 紙巻タバコ

　わが国で最も販売されているタバコ製品となっている（図1）．タバコ葉に香料，保存剤などの添加物を混合した後に紙で巻いたタバコ製品である．紙巻タバコは，販売開始直後はタバコ葉を紙で巻いた両切りタバコであったが，現在では吸い口部分にフィルターを設置した紙巻タバコが主流となっている．喫煙方法は，タバコ葉の先端に火をつけて喫煙

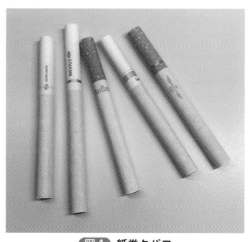

図1　紙巻タバコ

する．そのため喫煙時には燃焼が生じて有害化学物質が発生する．次に，日本で販売されている紙巻タバコについて解説する．

低タール・低ニコチン表示タバコ

日本で販売される紙巻タバコ外箱には，タール・ニコチン量が表示されている．この数値は，タバコ事業法施行規則に基づき「財務大臣の定める方法により測定したタバコ煙中に含まれるタール及びニコチン量」とされている．この数値の意味は，国際標準化機構（International Organization for Standardization：ISO）に基づいた吸煙法を使用して紙巻タバコ 1 本を喫煙するときに発生する主流煙中のタール・ニコチン量となっている[5〜7]．日本人喫煙者のタール・ニコチン表示量別のシェア率を調査した結果が日本タバコ協会から公開されており，2020 年の外箱表示タール 1 mg，ニコチン 0.1 mg のタバコ販売シェア率は 25.8％ を占め，ほかのタール・ニコチン量タバコと比較して最も高く，この数年同様の傾向が続いている[8]．このタバコ製品の問題点は，ヒトが実際に喫煙する場合は ISO の喫煙法とは違い，より多くの吸煙量で喫煙してしまうことが報告されている[9]．

香料入りのタバコ

現在販売されているタバコ製品には，多くの種類の添加物が含有されている（**図 2**）．その多くは，タバコの葉に含まれている．添加物として，開示されている化学物質は，フルーツのような香りがするアミルアルコール，はちみつ，ココア抽出物，コーヒー抽出物，レモン油，ライム油などの香料と，グリセロール，プロピレングリコールなどの保湿剤，

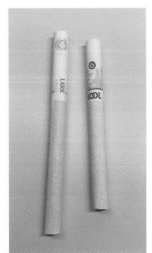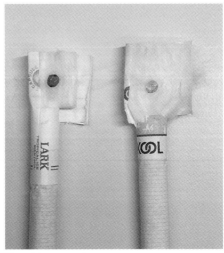

図 2　香料入りタバコ

そしてショ糖，コーンシロップなどの糖類が含まれている．

メントールタバコは，これらに加えて，タバコ葉と吸い口のフィルターにメントールが添加されている製品である．日本では，2017年国産タバコ販売上位100銘柄中のメントールタバコ販売量が28.0％を占めていた[10]．タバコ製品に添加物を加えることの問題点は，喫煙者が香料などによって有害化学物質のばく露が覆われてしまい，有害性の認識が難しく，喫煙の導入になることが懸念される．また爽快感を味わうためにより深く吸引してしまうことで，ニコチンも多く吸い込むことが懸念されている[11]．

b. 葉巻タバコ

葉巻タバコとは，タバコ葉を巻いて作られたタバコ製品となる（図3）．その使用法は，葉巻の先端に火をつけて，煙を吸引する．使用法としては紙巻タバコと同じであるが，吸い口部分にフィルターが設置されていない．また，葉巻タバコは一度に1本の葉巻タバコを吸い切るのではなく，いったん火を消して再度喫煙する．最近では，リトルシガーという葉巻タバコが販売されるようになった．リトルシガーが紙巻タバコとほぼ同じ構造になっているが，タバコ葉を巻く素材がタバコをシート状にして巻いている点が異なっている．リトルシガーが普及した背景には，タバコ税負担が紙巻タバコより低く，タバコの価格が安かった時期があるためと考えている．しかし現在は，紙巻タバコと同じタバコ税となっているため低価格タバコとしてのメリットはなくなっている．

c. 無煙タバコ（スヌース）

無煙タバコとは，火を使うことなく口腔内でタバコ葉を数十分間止めることによって，

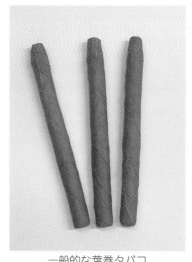
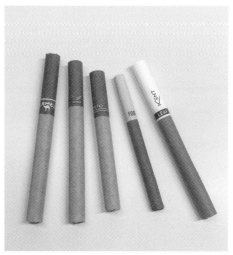

一般的な葉巻タバコ　　　　　リトルシガー

図3 葉巻タバコ

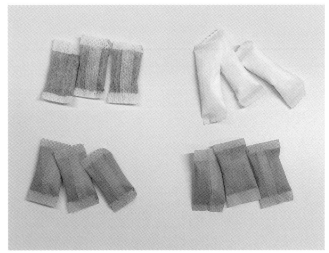

図 4　無煙タバコ

タバコ葉に含まれるニコチンなどのタバコ成分を吸収するタバコ製品となっている（図4）．無煙タバコの特徴は，副流煙が発生しないことである．日本では，国内で販売されていたが，2003 年の健康増進法 第 25 条によって受動喫煙対策が推進され，ガムタバコが販売された．次に，WHO FCTC®の発行と 2010 年神奈川県が受動喫煙防止条例を開始したところ，無煙タバコの ZERO STYLE®が神奈川県，東京都で限定販売が開始された．2013 年，健康日本 21（第 2 次）において喫煙率 12% の目標値が設定されるとZERO STYLE SNUS®が全国で販売された．無煙タバコの使用が広がらない理由として，血中ニコチン濃度の上昇が，30〜60 分を必要とし，喫煙者がニコチンの効果を得るまでに時間がかかる点が考えられる[12]．一方で紙巻タバコは 10 分以内に血中ニコチン濃度が最大に達することから喫煙者の満足度が高いと考えている[12]．また，無煙タバコは煙が発生しないが，口腔内の唾液によってタバコ葉からニコチン，タバコ特異的ニトロソアミンなどタバコ葉由来の有害化学物質がばく露されることから，国際がん研究機関（IARC）のグループ 1（必ず発がんする）に指定されている．

d. 加熱式タバコ

　加熱式タバコとは，携帯型の加熱装置を使用してタバコ葉を温めることによって発生するエアロゾルに含まれるニコチン，化学物質を吸引するタバコ製品である（図 5）．これまで加熱式タバコは，有害性が低いタバコ製品として開発されてきたが，2014 年に販売開始された iQOS®（現 IQOS®）以降，急速に普及した．その特徴は，加熱装置の温度が紙巻タバコの燃焼温度に達することなく，ニコチンの吸引が可能になった点である[13]．

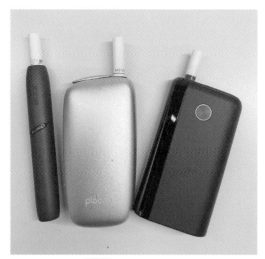

図5 加熱式タバコ

　加熱式タバコは紙巻タバコと違い燃焼由来の有害化学物質の発生が抑えられている．令和元年（2019）国民健康・栄養調査によると男性喫煙者の27.2%，女性喫煙者の25.2%が加熱式タバコを使用しており，30代男性喫煙者においては47.6%，20代女性喫煙者の52.9%が使用していた[1]．加熱式タバコを販売するタバコ会社は，販売開始直後はパンフレットを配布し，「有害化学物質の90%を削減」を強くアピールしていた．一方で，『「有害成分の量を約90%削減」の表現は，本製品の健康に及ぼす悪影響が他製品と比べて小さいことを意味するものではありません．タバコ関連の健康リスクを軽減させる一番の方法は，紙巻タバコも加熱式タバコも両方やめるとこです』と記述していた．このようにタバコ会社であっても有害化学物質の削減によって健康リスク低減が達成するのかという点に関しては，深く言及していない．現在のところ加熱式タバコ製品仕様による健康リスク低減の科学的根拠はない状況である．

e. 電子タバコ

　電子タバコは，ニコチンと香料が添加されているプロピレングリコール，グリセロール混合溶液（充填液）を電気的にニクロムコイルで蒸気へ変換したものを吸引する装置である（図6）．加熱式タバコは必ずタバコ葉を加熱するが，電子タバコはタバコ葉を使用せずに充填液を蒸気へ変換する製品である．電子タバコも加熱式タバコと同様に加熱装置が必要である．海外では加熱式タバコよりも電子タバコが普及しているが，日本では，ニコチン入りの電子タバコの販売は「医薬品，医療機器等の品質，有効性及び安全性の確保等に関する法律（薬機法）」に違反する．そのため日本では，ニコチンの入っていない電子

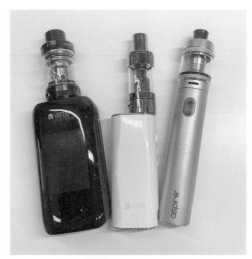

図6 電子タバコ

タバコの販売に留まり，加熱式タバコほど普及していないと考えられる．

Ⅱ　タバコに含まれる有害化学物質

　紙巻タバコの主流煙には 4,300 種類の粒子成分と 1,000 種類のガス成分の合計およそ 5,300 種類が含まれると報告されている [14]．これらの化学物質群には，発がん性があると報告される物質も約 70 種類存在している [15, 16]．国際がん研究機関（International Agency for Research on Cancer：IARC）は，有害化学物質のばく露研究と疫学研究をもとに発がん性リスク一覧を作成していて，「喫煙」，「受動喫煙」，「タバコ煙」さらには「無煙タバコ」をヒトにおける発がん性があるグループ 1 として指定している [15, 16]．この IARC リスク一覧は，タバコ製品中またはタバコ煙中の有害化学物質などが記載されている．タバコ煙の粒子成分は，タバコ葉に含まれる化学物質が燃焼によって移行した成分と燃焼によって発生する成分の 2 つが混在している．まず，IARC 発がん性分類グループ 1 のタバコ由来の成分は，タバコ特異的ニトロソアミン（tobacco-specific N'-nitrosamines：TSNA）である 4-（メチルニトロソアミノ）-1-（3- ピリジル）-1- ブタノン（NNK）と N'-ニトロソノルニコチン（NNN）と重金属類のニッケル化合物，カドミウムおよびカドミウム化合物などと自然放射性核種のポロニウム –210 がある．燃焼由来の発生成分は，大気汚染物質でもあるベンゾ [a] ピレン，4- アミノビフェニル，2- ナフチルアミンの芳香族アミン類が IARC グループ 1 であり，ジベンゾ [a,h] アントラ

セン，ベンゾ [*a*] アントラセンをはじめとする多環芳香族炭化水素類（polycyclic aromatic hydrocarbon：PAH）が，発がん性に関連する成分である．わが国においては毒物および劇物取締法で毒物に指定され，依存性もあるニコチンや劇物に指定されているフェノールも含有されている．

　タバコ煙のガス成分には，ベンゼン，1,3- ブタジエン，ホルムアルデヒドなどが含まれており，粒子成分と同様に IARC グループ 1 に指定されている．グループ 1 以外でもアセトアルデヒド，アクロレインをはじめとするカルボニル類やスチレン，トルエンを含む揮発性有機化合物，さらにジメチルニトロソアミンをはじめとする揮発性ニトロソアミン類，一酸化炭素などの無機ガスなど多岐にわたって含有されている．

❶ タバコ主流煙を捕集する喫煙法

a. 国際標準化機構が定める喫煙法（ISO 法）

　ISO 法は，日本で販売されている紙巻タバコ外箱パッケージに表示されているタール・ニコチン量を調査するために採用されている喫煙法になる．1 分間に 35 mL を 2 秒間で吸引する喫煙法となっている[5~7]．この喫煙法の特徴は，紙巻タバコ吸い口に設けられている通気孔をふさがずに喫煙する．日本で販売されているタール・ニコチン量が低いタバコ（タール 1 mg，ニコチン 0.1 mg）は，通気率が高い傾向にある．その理由として，ISO 法で喫煙した際に通気孔から空気が流入し主流煙を希釈する効果がある．ISO 法で喫煙した場合に通気孔から流入する空気の割合を測定し通気率（%）として示している．今回，MEVIUS シリーズのタバコ銘柄タール量が 1~10 mg の 5 銘柄について，通気孔の写真と通気率のデータを示す（図 7）．写真では通気孔の数で比較することは難しいが，通気孔を測定したところタール量が低いタバコほど通気率が高い結果となった．これは，表示量が低いタバコほど通気孔からの空気の流入量が多いことを示している．また，タール量が上昇すると通気率が低下する傾向も確認された．これによって低タール・低ニコチン表示タバコが作られている．しかし，喫煙者はタバコ外箱表示で採用されている ISO 法で喫煙行動を行っていないことが報告されている[9]．

b. ヘルスカナダ法（HCI 法）

　HCI 法は，ヒトの喫煙行動に近い吸引量を採用し，さらに紙巻タバコ通気孔をテープでふさいで喫煙する方法になる．30 秒間に 55 mL を 2 秒間で吸引する喫煙法となっている[17,18]．この喫煙法の特徴は，紙巻タバコ吸い口に設けられている通気孔をふさいで喫煙する．喫煙者はこの HCI 喫煙法に近い吸煙行動をとるためタバコの外箱表示量より

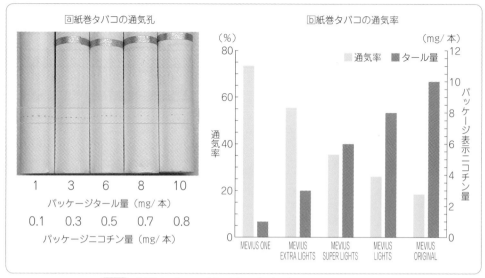

図7 紙巻タバコの通気孔と通気率（MEVIUS シリーズ）

も高いタール・ニコチンのばく露を受けることとなってしまう．

② 紙巻タバコのタール・ニコチン・一酸化炭素

　ISO 法と HCI 法で捕集した国産タバコ銘柄の主流煙に含まれるタール，ニコチンと一酸化炭素分析値を示す（図8）．ISO 法で捕集した主流煙のタールおよびニコチン量は，紙巻タバコ外箱表示と同じであった．一方でヒトの喫煙行動に近い HCI 法で捕集した値は，ISO 法と比較するとニコチン量，タール量と一酸化炭素量はすべての銘柄で上昇していた[19]．これは，HCI 法 1 回の吸煙量が 55 mL でタバコ吸い口部フィルターの通気孔を塞いだ条件で捕集しており，主流煙が通気孔で希釈されなかったことから，分析結果はすべて高い含有量を示したと考えられる．0.1 mg ニコチン表示量のタバコ銘柄は，HCI 法で喫煙するとニコチン量が 9 倍近く上昇した[19]．また，一酸化炭素のようなガス成分は，HCI 法による測定結果が高値で一定であった．このように一酸化炭素は，HCI 法で捕集するとタバコ銘柄の外箱表示からは推測できないほど高値になり，銘柄間の差はなくなることが考えられた．この一酸化炭素のばく露については日本人喫煙者の呼気中 CO 量の分析結果からも同様の傾向となった[9]．タバコ主流煙には，一酸化炭素以外にもホルムアルデヒド，アセトアルデヒドなどのカルボニル類や 1,3- ブタジエンなどの揮発性有機化合物が含有されている．これらガス成分についても HCI 法で捕集分析したところ，分析結果は銘柄間の差がなくなった[20]．

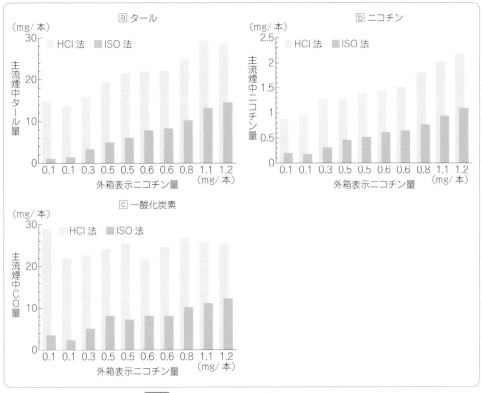

図8 国産タバコ銘柄の主流煙分析結果

（文献 19）より改変）

3 加熱式タバコの成分の特徴

　日本で普及している加熱式タバコについて調査研究が進んでいる．加熱式タバコは，燃焼温度（550〜900℃）以下の温度帯（200〜350℃）でタバコ葉を加熱する．この温度帯でタバコ葉を加熱すると2つの現象が生じる．1つは，タバコ葉からニコチンが主流煙へ移行するニコチン量は1mg程度と紙巻タバコと同様にばく露される[21, 22]．次に燃焼温度よりも低い温度帯でタバコ葉を加熱するために燃焼由来の有害化学物質の発生量は抑制される．タバコ会社の報告では，WHOが指定しているホルムアルデヒド，アセトアルデヒド，アクロレイン，1,3-ブタジエン，ベンゼン，N'-ニトロソノルニコチン（NNN），4-（メチルニトロソアミノ）-1-（3-ピリジル）-1-ブタノン（NNK），ベンゾ[a]ピレンと一酸化炭素の9成分について削減したとされている[23]．一方で，加熱式タバコ主流煙にはNNK，NNN，1,3-ブタジエン，ベンゼン，ホルムアルデヒド，ベンゾ[a]ピレン，o-トルイジン，2-ナフチルアミンなども含有されていた[23,24]．このように有害化学物質の量は低減されている部分はあるが，その成分数は大幅に削減されてはいな

かった．さらに，紙巻タバコと比較して加熱式タバコ主流煙の分析値が高い成分も報告されている[25]．なかでも 22 成分が 200% 高く，7 成分が 1,000% 高いと報告された[25]．

　最後に，加熱式タバコのタバコ会社，および，公衆衛生機関の分析結果は，加熱式タバコから発生するエアロゾルに含まれる有害化学物質の種類数は依然として大きく削減されていないことを示している．ばく露量は減っているものの有害化学物質の複合ばく露は継続されているため加熱式タバコの喫煙によってリスクが軽減される点は，保証されていない．

❹ 電子タバコの成分の特徴

　電子タバコは，ニコチンや香料を含むプロピレングリコールとグリセロールが混合された「電子リキッド」充填溶液を加熱することで発生するエアロゾルを吸引する製品である．内山らによると電子タバコから発生する熱分解生成物を，エアロゾル発生機に加える電力レベルを変えて分析した．電子タバコから発生する化学物質は，ニコチンと香料を除き，ほぼすべてがホルムアルデヒド，アセトアルデヒドなど炭素数 3 以下であった．電子タバコから発生する化学物質をさまざまな電力レベル（1〜85 W）で分析したところ，10 W では化学物質の発生は非常に少ないが，40 W を超えると指数関数的に増加した．電子タバコ充填液の熱分解生成物としては，アセトアルデヒド，アクロレイン，プロピレンオキサイドが主にガス状物質として，グリオキサール，メチルグリオキサール，グリシドールが主に粒子状物質として生成された．ホルムアルデヒドはガス状と粒子状の両方で排出された．これらの熱分解生成物の濃度は，ほとんどが紙巻タバコに比べて高い結果であった．とくに，ホルムアルデヒドは 50 W で 4,400 μg/15 パフ（タバコを吸う回数の単位・15 パフは紙巻タバコ 1 本分に相当）に達した．この発生量は，紙巻タバコの分析結果よりも非常に高い結果である[26]．電子タバコ使用者は，使用可能な出力設定値であっても有害物質が発生することを知っておく必要がある．

Ⅲ　喫煙者の喫煙行動を知ろう

　タバコの使用による喫煙行動は，ニコチンの依存性とタバコ製品の魅惑性によって引き起こされている．わが国において紙巻タバコ喫煙者の喫煙行動を調査したところ，1 回の吸煙量はニコチン表示量が 0.6 mg 以下のタバコ喫煙者では 58.4 mL となり，この値はISO 法の吸煙量 35 mL より高いことが報告されている．さらに国産タバコ売上上位 10

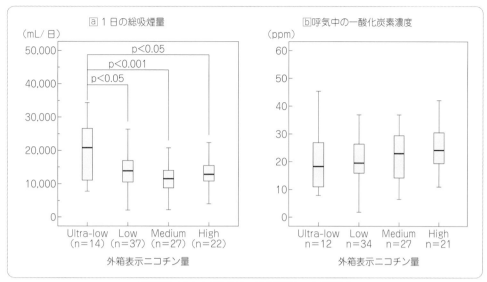

図9 日本人喫煙者の喫煙行動の実態調査

Ultra-low は，0.1 mg ニコチンタバコ喫煙者，Low は，外箱表示ニコチン量 0.1 mg より高く，0.6 mg 未満，Medium は外箱表示ニコチン量 0.6 mg 以上で 1 mg 未満と High は外箱表示ニコチン量 1 mg 以上．

（文献 9）より改変）

銘柄を使用する喫煙者を使用銘柄で Ultra-low（外箱表示ニコチン量 0.1 mg），Low（外箱表示ニコチン量 0.1 mg より高く，0.6 mg 未満），Medium（外箱表示ニコチン量 0.6 mg 以上で 1 mg 未満）と High（外箱表示ニコチン量 1 mg 以上）の 4 群に分け，1 日の総吸煙量を調査した．Ultra-low 喫煙者は 22,579 mL，Low が 14,423 mL，Medium が 11,435 mL および High が 13,079 mL となり，Ultra-low 喫煙者の総吸煙量が有意に高いことを確認した（図9）[9]．低タール・低ニコチン表示タバコ銘柄を使用する喫煙者は，タバコ煙をより多く吸引してニコチンを体内に取り込もうと代償性補償喫煙を行い，HCI 法に近い喫煙行動であったと考えられた．さらに喫煙者の呼気中の一酸化炭素濃度は，4 群間の差はなかった[9]．これは，ガス成分のばく露量は，タバコ銘柄の外箱表示タール・ニコチン量の差との関連性は低く，低タール・低ニコチンタバコ喫煙者も高タール・高ニコチンタバコ喫煙者と同等であった．

参 考 文 献

1) 厚生労働省：令和元年　国民健康・栄養調査結果の概要
   https://www.mhlw.go.jp/content/10900000/000687163.pdf
2) 公益財団法人健康・体力づくり事業財団：成人喫煙率（JT 全国喫煙者率調査）
   https://www.health-net.or.jp/tobacco/statistics/jt.html
3) Delnevo CD, et al：Impact of menthol capsule cigarettes on menthol and non-menthol cigarette

consumption in the USA, 2008-2020. Tob Control. 2022 May 10:tobaccocontrol-2022-057422. doi: 10.1136/tobaccocontrol-2022-057422.

4) World Health Organization：Comprehensive report on research and evidence on novel and emerging tobacco products, in particular heated tobacco products, in response to paragraphs 2（a）－（d）of decision FCTC/COP8（22）. FCTC/COP/9/9 document.
https://untobaccocontrol.org/downloads/cop9/main-documents/FCTC_COP9_9_EN.pdf

5) ISO Standard 3308. International Organization for Standardization. Routine analytical cigarette smoking machine-definitions and standard conditions, fourth ed. 2000.

6) ISO Standard 4387. International Organization for Standardization. Cigarettes-determination of total and nicotine free dry particulate matter using a routine analytical smoking machine, third ed. 2000.

7) ISO Standard 10315. International Organization for Standardization. Determination of nicotine in smoke condensates-gas chromatographic method, second ed. 2000.

8) 一般社団法人日本たばこ協会：令和 2（2020）年タール・ニコチン含有量. https://www.tioj.or.jp/data/pdf/210531_06.pdf

9) Matsumoto M, et al：Smoking topography and biomarkers of exposure among Japanese smokers: associations with cigarette emissions obtained using machine smoking protocols. Environ Health Prev Med，18:95-103, 2013.

10) Japan Tobacco Inc. Fact Sheets FY2017.
https://www.jt.com/investors/results/annual_report/pdf/2017/factsheets.fy2017.pdf

11) German Cancer Research Center. Menthol Capsules in Cigarette Filters-Increasing The Attractiveness of a Harmful Product. Heidelberg, Germany: German Cancer Research Center, 2012.
https://www.dkfz.de/de/tabakkontrolle/download/Publikationen/RoteReihe/Band_17_Menthol_Capsules_in_Cigarette_Filters_en.pdf

12) Digard H, et al：Determination of nicotine absorption from multiple tobacco products and nicotine gum. Nicotine Tob Res，15:255-261. 2013.　doi: 10.1093/ntr/nts123.

13) 稲葉洋平ほか：加熱式たばこの有害性について. 保健医療科学，69:144-152，2020.

14) Rodgman A, et al：The Chemical Components of Tobacco and Tobacco Smoke Second Edition. CRC Press, xxix–xciii, 2013.

15) IARC：Tobacco smoke and involuntary smoking. IARC Monogr Eval Carcinog Risks Hum, 83:1–1438, 2004.

16) IARC：A review of human carcinogens: personal habits and indoor combustions. IARC Monogr Eval Carcinog Risks Hum, 100E:1–579, 2012.

17) Health Canada：Method T-115. Determination of "Tar", nicotine and carbon monoxide in mainstream tobacco smoke. 1999.

18) WHO：Standard operating procedure for intense smoking of cigarettes: WHO Tobacco Laboratory Network（TobLabNet）official method（Standard operating procedure 01）. Geneva, World Health Organization, 2012.

19) Endo O, et al：Nicotine, Tar, and Mutagenicity of Mainstream Smoke Generated by Machine Smoking with International Organization for Standardization and Health Canada Intense Regimens of Major Japanese Cigarette Brands. J Health Sci. 55:421-7, 2009.

20) 伊豆里奈ほか：固体捕集管を用いた国産タバコ主流煙中の揮発性有機化合物，カルボニル化合物の同時捕集と GC/MS，HPLC 分析. 分析化学，63:885-893，2014.

21) Bekki K, et al：Comparison of Chemicals in Mainstream Smoke in Heat-not-burn Tobacco and Combustion Cigarettes. J UOEH，39（3）:201-207, 2017.　doi: 10.7888/juoeh.39.201.

22) Uchiyama S, et al：Determination of Thermal Decomposition Products Generated from E-Cigarettes. Chem Res Toxicol，17（33）:576-583, 2020.　doi: 10.1021/acs.chemrestox.9b00410.

23) Schaller JP, et al：Evaluation of the Tobacco Heating System 2.2. Part 2: Chemical composition, genotoxicity, cytotoxicity, and physical properties of the aerosol. Regul Toxicol Pharmacol，81（Suppl 2）：S27-S47, 2016.

24) Bentley MC, et al：Comprehensive chemical characterization of the aerosol generated by a heated

tobacco product by untargeted screening. Anal Bioanal Chem, 412:2675-2685, 2020.　doi: 10.1007/s00216-020-02502-1.

25）St Helen G, et al：IQOS: examination of Philip Morris International's claim of reduced exposure. Tob Control, 27（Suppl 1）:s30-s36, 2018.　doi: 10.1136/tobaccocontrol-2018-054321.

26）Uchiyama S, et al：Determination of Thermal Decomposition Products Generated from E-Cigarettes. Chem Res Toxicol, 33:576-583, 2020.　doi: 10.1021/acs.chemrestox.9b00410.

（稲葉洋平）

2　タバコの健康影響

　2019 年現在，日本では，成人の喫煙率は男性 27.1%，女性 7.6%である．半世紀前に 70〜80%を越えていた男性の高い喫煙率を考えると，禁煙推進の取り組みが大きな成果を上げたことが確認できる．

　しかしながら，わが国では毎年，能動喫煙で 13 万人，受動喫煙で 1 万 5 千人，合わせて 14 万 5 千人がタバコ使用により死亡しており，2020 年の日本の全死亡者 138 万人の 10%以上を占める．タバコ使用は健康寿命の大幅な短縮ももたらすため，医療と社会機能に大きな負荷をかけている．健康上の理由などでタバコ使用をやめた多くの過去喫煙者が，いまも引き続き喫煙関連疾患による死亡リスクの増加の問題を抱えている．

Ⅰ　能動喫煙の健康影響

　図 1 に能動喫煙との因果関係が確定あるいは示唆される疾患の一覧を示した．因果関係レベルは，日本人のデータに基づくレビューにより決定されたものである[1]．

　能動喫煙はがん，循環器疾患，脳卒中，呼吸器感染症などの日本人の主要死因のすべてに強い関連をもっている．さらに，認知症などの医療ケア資源を多く必要とする疾患の増加をもたらしていることに留意する必要がある．したがって，喫煙は，日本における早死と健康寿命短縮をもたらす予防可能な最大の要因であるといえる．

Ⅱ　受動喫煙の健康影響

　国立がん研究センターの推計では，わが国で毎年 1 万 5 千人が受動喫煙により死亡している．これは，交通事故（年間 3 千数百人），アスベスト汚染（約 1 千 5 百人），労災（約 1 千人）などあってはならない死亡原因のなかでもとびぬけて多い．受動喫煙対策が極めて重要である最大の理由はここにある．

　非喫煙者の全死亡リスクは受動喫煙により 20%増加する．この死亡リスク増加度は，収縮期血圧が 10 mmHg 上昇，あるいは BMI が 25 から 30 に増加した場合，つまり身長 170 センチの人の体重が 72kg から 86kg に増加した場合にもたらされる超過死亡リス

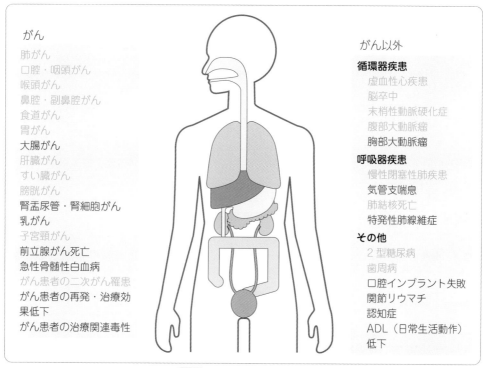

がん
　肺がん
　口腔・咽頭がん
　喉頭がん
　鼻腔・副鼻腔がん
　食道がん
　胃がん
　大腸がん
　肝臓がん
　すい臓がん
　膀胱がん
　腎盂尿管・腎細胞がん
　乳がん
　子宮頸がん
　前立腺がん死亡
　急性骨髄性白血病
　がん患者の二次がん罹患
　がん患者の再発・治療効
　果低下
　がん患者の治療関連毒性

がん以外
循環器疾患
　虚血性心疾患
　脳卒中
　末梢性動脈硬化症
　腹部大動脈瘤
　胸部大動脈瘤
呼吸器疾患
　慢性閉塞性肺疾患
　気管支喘息
　肺結核死亡
　特発性肺線維症
その他
　2型糖尿病
　歯周病
　口腔インプラント失敗
　関節リウマチ
　認知症
　ADL（日常生活動作）
　低下

図1　能動喫煙の健康影響

色文字の疾患　⇒証拠レベル1：科学的証拠は因果関係を推定するのに十分である．
それ以外の疾患⇒証拠レベル2：科学的証拠は因果関係を示唆しているが十分ではない．

クに匹敵する．自らのライフスタイルの修正によりある程度リスクの軽減が可能な肥満や高血圧と異なり，受動喫煙は他者の行為によってもたらされる健康危険因子であること，そして本来はあってはならない死亡原因であるという認識のもとに，法律的枠組みに基づいて受動喫煙ゼロを目指す対策を進める必要がある．**表1**に受動喫煙関連疾患（因果関係確定あるいは示唆）と具体的なリスク増加度を示した[1]．

　日本では妊娠女性の40％以上が妊娠前に喫煙をしている．これは一般女性の喫煙率の3〜4倍であり，同年代の男性喫煙率に匹敵する．妊娠第一期で禁煙しても，胎児への影響は回避できない．次世代の肥満，糖尿病，高血圧，メンタルの不調を減らすには，妊娠中の母親喫煙と受動喫煙の防止が重要であるとともに，成人前の男女に対して，いかなるタバコ製品にも手を出さないようしっかりと働きかけることが必要である．

　最近，子どもの環境と健康に関する全国調査（エコチル調査）で，妊娠中および出生後の母親および家族の喫煙が，出生時低体重，乳幼児突然死（SIDS），小児の呼吸器系疾患のリスク増加をもたらすだけでなく，脳神経疾患，代謝性疾患発症に，大きく関連していることがわかってきた[2]．

表1 受動喫煙の健康影響

疾　患	証拠レベル	主な所見 （ことわりのない場合すべて国内データ）
肺がん	1	コホート研究 4 件，症例対照研究 5 件のメタアナリシスで受動喫煙による非喫煙者の肺がんリスクが 28% 上昇
鼻腔・副鼻腔がん	2	副鼻腔がん：夫が喫煙者（20 本以上 / 日）2.55 倍，上顎洞がん 5.43 倍
乳がん	2	夫の喫煙で閉経前乳がん 1.97〜2.18 倍，全乳がん 1.67〜1.98 倍
虚血性心疾患	1	夫の喫煙で 1.30 倍
脳卒中	1	夫の喫煙で 1.24 倍
臭気・鼻への刺激感	1	受動喫煙により小学生の 78%，中学生の 67%，高校生の 59%，成人の 74.6% が目鼻の刺激症状，咳，咽頭痛などの不快な症状を訴えた
急性呼吸器症状	2	喘息患児と，その家族を対象とした質問票調査．患児，保護者とも受動喫煙で喘息症状が引き起こされると回答
急性呼吸機能低下（喘息）	2	長期入院喘息患児に副流煙 30 分ばく露テストを実施．気管支狭窄を示す呼吸機能指標の有意な変化が観察された．受検者の半数に喘鳴出現
慢性呼吸器症状	2	
呼吸機能低下	2	受動喫煙濃厚ばく露群で 1 秒率低下などの末梢気道閉塞所見が出現
喘息発症・悪化	2	
慢性閉塞性肺疾患（COPD）	2	夫の喫煙が 20 本以上 / 日で妻の COPD 死亡率が 49% 増加 受動喫煙による COPD 発症リスクは 1.66 倍（国外データ）
妊婦の受動喫煙と低体重児出生・胎児発育遅延	2	非喫煙妊婦の夫が喫煙者の場合，低体重出生 1.5 倍．妊婦が過去喫煙者で夫が喫煙者の場合低体重出生 1.8 倍
小児の喘息発症	1	家庭内での母親喫煙で幼児の喘息発症が 24% 増加
小児の喘息悪化	2	両親が喫煙者である場合 4〜8 歳児の気管支喘息入院が 70% 増加
小児の呼吸機能低下	2	（アメリカ公衆衛生総監報告）受動喫煙は学童期の咳，痰，喘鳴，息切れ，幼児期における喘鳴の発症，学童期の喘息罹患率を有意に増やす．小児喘息の発症，急性中耳炎とも因果関係あり
学童期の咳痰喘鳴息切れ	2	
小児の中耳炎	2	
妊婦の能動喫煙と SIDS	1	両親が喫煙する場合発症リスクは 4.67 倍
出生後の児の受動喫煙と SIDS	1	（国外データ）妊娠中の母喫煙により 3 倍．喫煙本数と量反応関係あり．児の出生後の父親喫煙で発症リスク 1.5 倍
小児の受動喫煙とう蝕	2	76,920 人の生後 4 ヵ月時の受動喫煙の有無とう蝕との関連を検討．家庭内喫煙者ありで 1.46 倍，児のすぐそばでの喫煙で 2.14 倍

証拠レベル 1：科学的証拠は因果関係を推定するのに十分である．
証拠レベル 2：科学的証拠は因果関係を示唆しているが十分ではない．

　妊娠中の母親喫煙は，DNA メチル化を介して，2,500 g 未満の低体重児が生まれるリスクを 4 倍以上増加し，子宮内胎児発育抑制にも関連していた．さらに BDNF-6 遺伝子の発現量低下と眼窩前頭皮質の薄化（思春期の薬物使用行動と関連）をもたらすことも見出された．妊娠中母親喫煙は児の 18 歳時点での肥満リスクを 1.41〜2.36 倍と有意に増加させていた．妊娠中受動喫煙のあった母親の児では自閉症リスクが 3.5 倍増加していた．妊婦の能動喫煙は注意欠如・多動性障害（ADHD）リスク増加と有意に関連していた．家庭における周産期と出生後のタバコ使用が次世代の心身の健康に大きな負の影響をもたらすことを認識する必要がある．

Ⅲ　サードハンドスモーキング

　喫煙により排出されたタバコ煙は室内の家具，内装，調度品の表面に付着する．その後再気化して空気中に拡散する．両者をサードハンドスモークとよぶ．サードハンドスモークに触る（経皮），なめる（経口），吸い込む（経気道）ことにより，タバコ煙成分が体内に入ることをサードハンドスモーキング（third hand smoking：THS）と呼ぶ．サードハンドスモークは，固体の場合は「タバコのヤニ」，気体の場合は「タバコ臭」として感知され，ニコチン由来の発がん物質（タバコ特異的ニトロソアミン）と，シックハウス症候群の原因物質でもあるベンゼン，トルエン，アセトンなど多くの有害化学物質を含む．

　THS は，禁煙とされていない公共空間，飲食サービス施設，宿泊施設，個人の住宅，自動車内に滞在した場合，喫煙者と近接した場合に発生する．喫煙を停止（禁止）した室内でも，サードハンドスモークは数ヵ月残留する．

　THS による急性症状は，喘息発作，頭痛，めまい，体調不良などである．喫煙者と近接する職員がタバコ臭により体調不良を訴えることも増えている．

　人間に対する TSH の臨床データは乏しいが，THS の慢性影響に関する動物実験[3]では DNA 損傷，糖尿病，脂質異常症，脂肪肝，創傷治癒遅延，多動症などを引き起こすことが明らかにされている．

　重大なことは，喫煙者のいる家庭の乳幼児が受動喫煙有りの大人よりもタバコ煙ばく露の指標である発がん物質 NNAL（タバコ特異ニトロソアミンの尿中代謝産物）レベルがはるかに高くなっていることである（表 2）[3]．乳幼児を受動喫煙に加えて THS の悪影響からから守るためには，タバコ臭の残留する生活環境をなくすことが重要である．家庭内が禁煙とされていても，すべての家族が禁煙しなければ，家庭における THS の持ち込み

表2　NNAL（タバコ特異ニトロソアミンの尿中代謝産物）レベル

対　象	NNAL（pg/mL）
THS ばく露マウス	35
喫煙者のいる家庭の乳幼児（0.5〜4 歳）	44
受動喫煙あり非喫煙者	2〜20
喫煙者	400〜600

（文献 3）より）

を防ぐことはできない.

Ⅳ　呼吸器感染症と喫煙

　喫煙と受動喫煙は，気管支上皮の感染防御機構を傷害するため，細菌およびウイルス感染を促進する. 喫煙は肺結核から新型コロナウイルス感染症までの新旧の主要感染症の発病と重症化をもたらす原因である. 今後発生が予想される新興感染症に備えるためには，禁煙推進が最も効果的な対策になることは疑いない.

❶　市中肺炎

　市中肺炎罹患リスクは，生涯非喫煙者と比べて，現在喫煙者で 2.17 倍，過去喫煙者で 1.49 倍と有意に増加する. また 65 歳以上の生涯非喫煙者は，受動喫煙で 1.64 倍市中肺炎リスクが高まる[4].

❷　肺結核

　喫煙者は非喫煙者よりも，肺結核治療の失敗（死亡，排菌継続など）リスクが 51% 高かった[5].

❸　インフルエンザ

　現在喫煙者のインフルエンザ感染リスクは非喫煙者の 5.69 倍[6]，重症化率は 50% 高かった[7].

❹　新型コロナウイルス感染症（COVID-19）

　パンデミック初期の疫学調査では，新型コロナウイルス入院患者の喫煙率が，一般人口

よりも低いとする報告が多かった．しかし，新型コロナウイルス感染症では，無症状感染者が極めて多いため，入院患者ベースの疫学調査によっては，喫煙習慣の有無による感染リスクを明らかにすることはできない．さらにパンデミックの初期には，感染をきっかけに禁煙したばかりの人々を非喫煙者と分類する喫煙習慣の誤分類が非常に多かったことが指摘されており，入院患者ベースの調査結果には大きなバイアスがあることがわかっている．このような研究デザイン上の問題点を解決するために，一般人口ベースの前向きコホート調査を行った結果，喫煙者の罹患リスクは生涯非喫煙者のおよそ1.8倍であることが明らかになった[8]．また，喫煙者は新型コロナウイルスに感染した場合重症しやすいことも明らかになっている．生涯非喫煙者と比べて，現在喫煙者（オッズ比1.26：95％信頼区間：1.01〜1.58），過去喫煙者（オッズ比1.76：95％信頼区間1.53〜2.03）では，新型コロナウイルス感染症の死亡リスクが有意に増加していた[9]．さらに，喫煙者では新型コロナワクチン接種による抗体増加のレベルが非喫煙者の半分にとどまるため，ワクチン効果が低いことが指摘されている[10]．

参 考 文 献

1) 厚生労働省：「喫煙と健康　喫煙の健康影響に関する検討会報告書」について．
https://www.mhlw.go.jp/stf/shingi2/0000135586.html
2) 安住　薫ほか：環境化学物質曝露の次世代影響の解明におけるエピジェネティクス研究．Hokkaido Journal of Public Health, 26（2）：29-38, 2012.
3) Martins-Green M, et al：Cigarette smoke toxins deposited on surfaces: implications for human health. PLoS One, 9（1）:e86391, 2014.
4) Baskaran V, et al：Effect of tobacco smoking on the risk of developing community acquired pneumonia: A systematic review and meta-analysis. PLoS One, 14（7）：e0220204, 2019.
5) Burusie A, et al：Effect of smoking on tuberculosis treatment outcomes: A systematic review and meta-analysis. PLoS One, 15（9）：e0239333, 2020.
6) Lawrence H, et al：Cigarette smoking and the occurrence of influenza - Systematic review. J Infect, 79（5）:401-406, 2019.
7) Kark JD, et al：Smoking and epidemic influenza-like illness in female military recruits: a brief survey. Am J Public Health, 71（5）:530-532, 1981.
8) Jackson SE, et al：COVID-19, smoking and inequalities: a study of 53 002 adults in the UK. Tob Control, 30（e2）：e111-e121, 2020.
9) Patanavanich R, et al：Active smokers are at higher risk of COVID-19 death: A systematic review and meta-analysis. Nicotine Tob Res, ntac085, 2022.
10) Watanabe M, et al：Central obesity, smoking habit, and hypertension are associated with lower antibody titres in response to COVID-19 mRNA vaccine. Diabetes Metab Res Rev, 38（1）：e3465, 2021.

（松崎道幸）

第 3 章

禁煙支援を
はじめる

1 薬物療法について知る

Ⅰ 禁煙外来で行う禁煙支援

❶ 禁煙治療に対する保険給付（ニコチン依存症管理料）の要件

ニコチン依存症管理料を算定し，禁煙補助薬を保険処方するためには，以下の施設基準をすべて満たし，社会保険事務局に届け出を行う必要がある．

a. 施設基準

①院内掲示：禁煙治療を行っている旨を保険医療機関内の見やすい場所に掲示していること

②経験医師：禁煙治療の経験を有する医師が 1 名以上勤務していること

③専任看護師：禁煙治療にかかる専任の看護師または准看護師を 1 名以上配置していること

④呼気一酸化炭素濃度測定器：禁煙治療を行うための呼気一酸化炭素濃度測宛器を備えていること

⑤敷地内禁煙：保険医療機関の敷地内が禁煙であること

⑥情報通信機器を用いて診察を行う保険医療機関にあっては，厚生労働省「オンライン診療の適切な実施に関する指針」（オンライン指針）に沿って診療を行う体制を有すること

⑦ニコチン依存症管理料を算定した患者の指導の平均継続回数および喫煙を止めたものの割合などを，地方厚生（支）局長に報告していること

b. 対象患者

禁煙治療が保険適用になるためには，患者が以下の要件をすべて満たす必要がある．

①ただちに禁煙することを希望している

②ニコチン依存症に係るスクリーニングテスト（TDS ニコチン依存度テスト）で 5 点以上とニコチン依存症と診断されていること（**表 1**）

③35 歳以上の場合，ブリンクマン指数（1 日喫煙本数×喫煙年数）が 200 以上

④禁煙治療を受けることを文書により同意していること

⑤保険での禁煙治療を受けたことのある人は，前回の禁煙治療の初回診療日から 1 年経過していること

表1 TDS ニコチン依存度テスト

	設問内容	はい 1点	いいえ 0点
問 1.	自分が吸うつもりよりも，ずっと多くタバコを吸ってしまうことがありましたか？		
問 2.	禁煙や本数を減らそうと試みて，できなかったことがありましたか？		
問 3.	禁煙や本数を減らそうとしたときに，タバコがほしくてほしくてたまらなくなることがありましたか？		
問 4.	禁煙したり本数を減らそうとしたときに，次のどれかがありましたか？（イライラ，神経質，落ちつかない，集中しにくい，ゆうつ，頭痛，眠気，胃のむかつき，脈が遅い，手のふるえ，食欲または体重増加）		
問 5.	問4でうかがった症状を消すために，またタバコを吸い始めることがありましたか？		
問 6.	重い病気にかかったときに，タバコはよくないとわかっているのに吸うことがありましたか？		
問 7.	タバコのために自分に健康問題が起きているとわかっていても，吸うことがありましたか？		
問 8.	タバコのために自分に精神的問題*が起きているとわかっていても，吸うことがありましたか？		
問 9.	自分はタバコに依存していると感じることがありましたか？		
問 10.	タバコが吸えないような仕事やつきあいを避けることが何度かありましたか？		

合計

＊：禁煙や本数を減らしたときに出現する離脱症状（いわゆる禁断症状）ではなく，喫煙することによって神経質になったり，不安や抑うつなどの症状が出現している状態．

　近年，加熱式タバコの使用者が増加している．ブリンクマン指数の算定において，加熱式タバコを喫煙する場合の喫煙本数の算定は，種々の形状があることから，以下のように行うとされている．

　　タバコ葉を含むスティックを直接加熱するタイプは，スティック1本を紙巻タバコ1本として換算

　　タバコ葉の入ったカプセルやポッドに気体を通過させるタイプは，1箱を紙巻タバコ20本として換算

❷ 禁煙外来で使用する手順書・物品

　禁煙治療に対する保険適用の要件を踏まえ，日本循環器学会，日本肺癌学会，日本癌学会，日本呼吸器学会の4学会が合同でまとめた「禁煙治療のための標準手順書」に禁煙治療の手順と方法が具体的に解説されており，各学会のホームページからダウンロードできる．

　患者の喫煙・禁煙状況は，薬事法による医療機器承認番号の付与された呼気一酸化炭素測定器を用いて客観的に確認することが規定されている．

❸ 治療スケジュール

a. ニコチン依存症管理料を算定する診療

　ニコチン依存症管理料の算定は，「禁煙治療のための標準手順書」に　1回目（初診），2回目（1回目の2週後），3回目（1回目の4週後），4回目（1回目の8週後），5回目（1回目の12週後）の計5回と定められている．この日程で来院してもらい外来治療を行うことが，禁煙保険診療のルールになっている（図1）．一方，初診を対面で行い，再診1～3（2～4回目）は情報通信機器を用いた診療（オンライン診療）を行うことも可能である．再診4（最終回，5回目）は対面で行う必要がある．呼気一酸化炭素濃度の測定は，対面で行う初診と再診4（最終回のみとし，再診で処方する禁煙補助薬については，薬剤または処方箋を患者に送付する．

　4回目（1回目の8週後）以前の時点で患者の自信が高まって，禁煙補助薬を早期に中止したとしても，最終回までの通院が原則であるが，患者が途中で来なくなってしまう場合もあり，そのときにはその回までのニコチン依存症管理料の算定ができる．

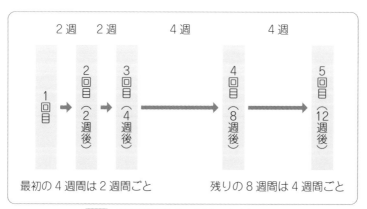

図1　禁煙保険診療の基本スケジュール

b. 禁煙補助薬の処方

　医療用禁煙補助薬として，ニコチネル TTS とチャンピックス®の 2 種類が使用可能である（表 2）．ニコチン依存症管理料の算定に伴い処方された場合，施設基準を満たした医療機関が対象患者に対して処方する場合のみ，保険が適用になる．1 回目の 12 週後の診療（ニコチン依存症管理料 5 回目算定時）は，保険での診療の終了を意味するので，その日には禁煙補助薬の処方を行うことができない．

　ニコチネル TTS は 30 を 4 週間，20 を 2 週開，10 を 2 週間（合計 8 週開）使用するのが標準である．添付文書に「10 週間を超えて継続投与しないこと」と記載されている．

　チャンピックス®は，標準では 0.5mg 錠 1 錠× 1 日 1 回を 3 日問，0.5mg 錠 1 錠× 1 日 2 回を 4 日間処方して，8 日目から維持量である 1mg 錠 1 錠× 1 日 2 回の処方になる．維持量の処方を 11 週間（初期量の処方と合計して 12 週間）続け，保険治療が終了になる（表 3）．

❹ 入院患者の禁煙治療

　禁煙治療を受けている患者が，12 週間の治療期間の途中で，何らかの理由により入院治療が必要となった場合，入院後も保険での禁煙補助薬の処方継続が可能であるが，以下の要件が必要である．

　　外来でニコチン依存症管理斜を算定する禁煙治療を開始していること
　　入院先の医療機関がニコチン依存症管理料算定の届出を行っていること

表 2　保険で診療できる禁煙補助薬

分　類	販売名	一般名	規格・単位	製造・販売元	薬価（円）（2022 年 4 月時点）
貼付薬	ニコチネル TTS30	ニコチン	(52.5mg) 30cm² 1 枚	グラクソ・スミスクライン・コンシューマー・ヘルスケア・ジャパン	244.8
	ニコチネル TTS20		(35mg) 20cm² 1 枚		238.2
	ニコチネル TTS10		(17.5mg) 10cm² 1 枚		223.9
経口薬	チャンピックス®錠	バレニクリン	0.5mg 1 錠	ファイザー	138.7
			1mg 1 錠		248.0

表3 ニコチネル TTS とチャンピックス®の標準的使用スケジュール

ニコチネル TTS		チャンピックス®	
日程	用量	日程	用量
1 日目から禁煙開始		1〜3 日目	0.5mg × 1 回
		4〜7 日目	0.5mg × 2 回
1〜28 日目 （1〜4 週目）	30 × 1 枚	8 日目から禁煙開始	
29〜42 日目 （5〜6 週目）	20 × 1 枚	8〜84 日目 （2〜12 週目）	1mg × 2 回
43〜56 日目 （7〜8 週目）	10 × 1 枚		
57〜84 日目 （9〜12 週目）	処方なし		

　この場合，ニコチン依存症管理料は算定できないが，禁煙治療に要した薬剤料を算定することができる．診断群分類包括評価（DPC）においては，薬剤料も包括されるため，別途算定することはできない．入院中の期間は，ニコチン依存症管理料の算定期間である 12 週間には含まれず，退院後は外来での禁煙治療を再開できる．

Ⅱ　薬局・薬店（ドラッグストアなど）で行う禁煙支援

❶ 薬局・薬店における薬剤師の禁煙支援

a. 来局者の喫煙状況に関する情報収集

　病院で処方される薬の多くは，院外処方箋として薬局で調剤される．薬局では服薬指導を行う際に禁煙支援をする最もよい機会である．禁煙支援の機会を見逃さないためには，患者から収集する基本情報に喫煙の有無の項目を入れ，必ず確認をする．近年，加熱式タバコの使用者が急増している．加熱式タバコをタバコと捉えてない喫煙者や紙巻タバコと加熱式タバコを併用している喫煙者がいることから，喫煙の有無を確認する際，タバコを吸う・吸わない，だけでなく，「加熱式タバコを吸う・吸わない」，「紙巻タバコを吸う・吸わない」，「加熱式，紙巻の両方吸う」のように分けて正確に喫煙状況を確認する必要がある．

b. 来店者の喫煙状況に関する情報収集

　保険調剤を行わない薬局および薬店（ドラッグストアなど）においては，OTC禁煙補助薬の販売時に禁煙支援を行うことになるが，対象者は年齢幅も広く，健常人，未病の人，通院・服薬中の人など背景もさまざまである．保険調剤を行わない薬局・薬店ではOTC禁煙補助薬を用いた禁煙を希望する人のみならず，ほかの薬を求めて来店する場合でも，購入薬や症状についての会話を通じて禁煙へ導くことができる．来店時の会話，衣服のタバコ臭，胸ポケットにタバコが見えた場合など，禁煙へ誘導する機会を見逃さないようにする．

c. 来局者への禁煙支援

　禁煙外来からの処方箋に基づいて調剤を行う場合の薬剤師の役割は，禁煙補助薬（ニコチン製剤，バレニクリン）の使用方法の説明や適正使用に関する情報提供，禁煙維持のための支援である．保険薬局における禁煙支援の対象者は，何らかの疾患をもつ患者であるので，基礎疾患におよぼす喫煙の害と禁煙の効果，タバコ煙中の成分と服用薬の薬物相互作用などについて具体的な情報提供を行う．

　患者が禁煙外来からの処方箋を持参していなくても，初回来局時に収集する患者情報を確認し，喫煙していれば禁煙へ誘導する．喫煙は多くの疾患の発症，悪化に関係しているので，服薬指導をする際に患者の疾患と禁煙を関連づけて禁煙に導くようにする．とくに，循環器疾患，呼吸器疾患，糖尿病，がん化学療法中の患者などには必須である．このような場面で，OTC禁煙補助薬を用いた禁煙へと導くことも可能である．

❷ OTC禁煙補助薬を用いた禁煙支援

　2001年にニコチンガムが，2008年にニコチンパッチがOTC禁煙補助薬として発売されて以来，薬局薬剤師も「禁煙の薬物療法」にかかわっている（図2）．OTC禁煙補助薬はスイッチOTC薬であり，とくにニコチンパッチはリスク分類で第1類医薬品になるので，必ず薬剤師が関与し，ニコチン置換療法や禁煙プログラムの説明を行わなければならない．現在ニコチンガムは第2類医薬品に分類されており，登録販売者も販売可能である（表4）[1]．

　ニコチンパッチとニコチンガムの添付文書に，次の人は使用しないことと記載されている．これは医療用医薬品の禁忌に相当する．各製剤の禁忌項目を表5に示す．ニコチンパッチは，あごの関節に障害がある人の使用が禁忌になっていない．ニコチンガムは授乳

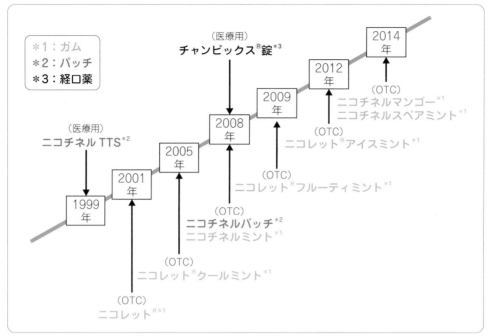

図2 販売されている禁煙補助薬の承認経緯

表4 一般用医薬品（OTC）としてのニコチン製剤のリスク分類

医薬品区分（対応する専門家）	質問がなくても行う情報提供	相談があった場合の応答	成分（例）	ニコチン製剤	販売名
第1類（薬剤師）	義　務	義　務	H₂ブロッカー含有薬，一部の毛髪用薬など	ニコチンパッチ	ニコチネルパッチ
第2類（薬剤師 or 登録販売者）	努力義務	義　務	主なかぜ薬，解熱鎮痛薬，胃腸鎮痛痙薬など	ニコチンガム（指定第2類）	ニコレット® ニコレット®クールミント ニコレット®フルーティミント ニコレット®アイスミント ニコチネルミント ニコチネルマンゴー ニコチネルスペアミント
第3類（薬剤師 or 登録販売者）	不　要	義　務	ビタミンB・C含有保健薬，主な整腸薬，消化薬など	—	—

（文献1）より改変）

表5 OTC禁煙補助薬の添付文書の禁忌項目

	ニコチンパッチ	ニコチンガム
非喫煙者（タバコを吸ったことのない人および現在タバコを吸っていない人）	×	×
ほかのニコチン製剤を使用している人	×	×
妊婦または妊娠していると思われる人	×	×
授乳中の人	×	＊
重い心疾患を有する人 ・3ヵ月以内に心筋梗塞の発作を起こした人 ・重い狭心症と医師に診断された人 ・重い不整脈と医師に診断された人	×	×
急性期脳血管障害（脳梗塞，脳出血など）と医師に診断された人	×	×
うつ病と医師に診断された人	×	×
本剤または本剤の成分によりアレルギー症状を起こしたことがある人	×	×
あごの関節に障害がある人		×

×：使用不可（禁忌）.
＊：本剤を使用しないか，本剤を使用する場合は授乳を避けること.

中の人は禁忌になっていないが，「授乳中の人は本剤を使用しないか，本剤を使用する場合は授乳を避けること」と記載されている.

Ⅲ 禁煙外来と薬局・薬店で行う禁煙支援の比較

　タバコをやめる方法は，①禁煙外来を受診する，②薬局で禁煙補助薬を購入する，③自力で禁煙する，の3つの方法がある．禁煙外来はバレニクリンを使用する場合は12週間（計5回），ニコチンパッチを使用する場合は8週間が基本的なスケジュールになる.

　喫煙者がどの方法で禁煙にチャレンジするかを考えるとき，図3のチャートが役立つ．このようなチャートを病院やクリニック，薬局などに置いておくと喫煙者は禁煙の第1歩を踏み出しやすい.

　禁煙外来を受診するとき，保険適用になるが，患者は以下の4条件を満たす必要がある．この条件を満たしていないが禁煙補助薬を使用して禁煙を希望する者は，薬局で禁煙補助

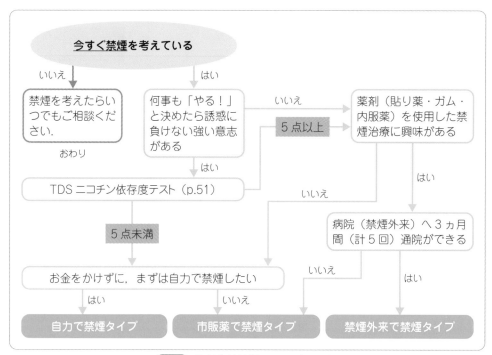

図3　患者向け禁煙フローチャート

薬を購入することになる.

1. ニコチン依存症に係るスクリーニングテスト（TDS）で，ニコチン依存症と診断されていること.
2. 35 歳以上はブリンクマン指数（＝ 1 日の喫煙本数×喫煙年数）が 200 以上であること.
3. ただちに禁煙することを希望していること.
4. 「禁煙治療のための標準手順書」に則った禁煙治療について説明を受け，当該治療を受けることを文書により同意していること.

　禁煙外来で行う禁煙治療にかかる費用の目安は以下の通りであるが，医療機関（病院，薬局）により多少の違いがある. 薬局で禁煙補助薬を購入する際の費用の目安を表 6 に示す.

　　貼付薬（ニコチンパッチ）での禁煙治療の場合　（8 週間）
保険適用で 3 割負担の場合　　約 12,000 円前後

表6 OTC 禁煙補助薬の価格

	販売名	価格
ニコチンパッチ （第1類医薬品）	ニコチネル パッチ 20	7枚入り　2,800円（税抜）
	ニコチネル パッチ 10	7枚入り　2,500円（税抜）
使用目安	最初の6週間はニコチネルパッチ20を1日1回，1枚を起床時から就寝時まで貼付し，次の2週間はニコチネルパッチ10を1日1回，1枚を起床時から就寝時まで貼付する．	

	販売名	価格
ニコチンガム （第2類医薬品）	ニコチネルガム	10個入り　933円（税抜）
	ニコレット®	12個入り　1,200円（税抜）

使用目安	禁煙前の1日の喫煙本数	1日の使用個数
	20本以下	4〜6個
	21〜30本	6〜9個
	31本以上	9〜12個

2022年8月時点．

　　　内服薬（バレニクリン）での禁煙治療の場合　（12週間）

　　保険適用で3割負担の場合　　約20,000円前後

　タバコの費用と禁煙治療にかかる費用を比較すると，1日タバコ1箱を12週間吸う場合，約45,000円になる．禁煙外来での費用は，禁煙補助薬を用いた禁煙治療で約20,000円であり，禁煙成功後は，それ以降タバコの費用はかからない．さらに，禁煙したことによる病気や合併症の予防，治療費の軽減などを考慮すると，禁煙治療にかかる費用は高くないと考えられる．

　禁煙する際，病院・クリニックと薬局を上手に使い分けることができれば，禁煙にチャレンジするハードルも低くなるであろう．病院・クリニックの禁煙外来が向いている人は，OTCのニコチン製剤で禁煙に失敗した人，循環器疾患や精神疾患が基礎疾患としてある人，ニコチン依存度が高い人，喫煙歴の長いヘビースモーカーなどである．薬局で禁煙補助薬を購入して禁煙するのが向いている人は，仕事や家事，子育てで忙しくて病院・クリニックに行く時間がない人，ニコチン依存度が比較的低い人，病院へ行くことに抵抗がある人などである（表7）．

表7	喫煙者の背景に合わせた禁煙支援の選択
禁煙外来が向いている人	OTCのニコチン製剤で禁煙に失敗した人
	循環器疾患のある人
	精神疾患のある人
	ニコチン依存度が高い人
	喫煙歴の長いヘビースモーカー
薬局・薬店で禁煙補助薬を購入するのが向いている人	仕事や家事，子育てで忙しくて医療機関に行く時間がない人
	ニコチン依存度が比較的低い人
	病院へ行くことに抵抗がある人

Ⅳ　禁煙補助薬の比較（医療用・一般用）

1　禁煙治療における薬物療法

　タバコがやめられない理由は，精神的依存と身体的依存による．精神的依存に対しては行動科学に基づくカウンセリング，身体的依存に対しては薬物療法が行われる．ニコチンには依存性があり，タバコをやめるとニコチンが摂取できなくなるため，さまざまな不快症状が現れる．この症状をニコチン離脱症状といい，禁煙後2～3日後に最も強くなり，5～7日後には弱くなる．禁煙補助薬は，禁煙を強く望んでいる患者または健常人が適応であり，禁煙時のイライラや集中困難などの離脱症状を緩和する目的で使用される．

2　禁煙補助薬の種類

　わが国で販売されている禁煙補助薬は，ニコチン製剤のニコチンガムとニコチンパッチ，非ニコチン製剤のバレニクリンである．

a. ニコチン製剤

　ニコチン置換療法（代替療法）は，ガム，パッチに含有させたニコチンを体内に吸収させることにより，禁煙による離脱症状を軽減し禁煙に導く方法である．ニコチンを薬として投与して離脱症状を緩和し，心理的依存（習慣）と身体的依存から抜け出し，ニコチン摂取量を徐々に減量しながら，ニコチン依存から離脱する．わが国で販売されているニコチン製剤はガムとパッチのみであるが，欧米では，ニコチンの鼻腔スプレー，インヘラー，トローチも使用されている．それぞれの製剤で投与後のニコチン血中濃度推移が異なる．ニコチンパッチ投与後のニコチン血中濃度上昇は，喫煙に比べると緩徐であるため依存に

ならない（図4）[2]．これらの禁煙補助薬の効果に関する研究結果がメタアナリシスとして報告されている（表8）[3]．

b. 非ニコチン製剤

　非ニコチン製剤であるバレニクリン（チャンピックス®錠）はニコチンを含まず，$\alpha_4\beta_2$ニコチン受容体に選択的に作用する経口薬である．バレニクリンが$\alpha_4\beta_2$ニコチン

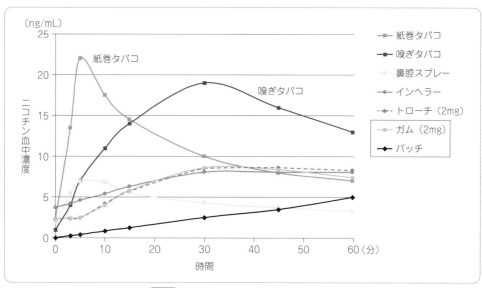

図4 剤型別のニコチン血中濃度推移

（文献2）より）

表8 禁煙補助薬の有効性に関するメタアナリシス

種類（試験数）		禁煙率のリスク比	95% 信頼区間	報告者
ニコチン置換療法	ガム（56）	1.49	1.40-1.60	Hartmann-Boyce, 2018
	パッチ（51）	1.64	1.53-1.75	
	鼻腔スプレー（4）	2.02	1.49-2.73	
	インヘラー（4）	1.90	1.36-2.67	
	舌下錠・トローチ剤（8）	1.52	1.32-1.74	
	口腔スプレー（1）	2.48	1.24-4.94	
	全体	1.55	1.49-1.61	
バレニクリン（27）		2.24	2.06-2.43	Cahill, 2016

（文献3）より）

受容体に結合すると，ニコチンの結合を遮断して喫煙から得られる満足感を抑制する．同時に，喫煙によるニコチンの作用で放出されるドパミン量よりも少量のドパミン（動物実験で 40〜60％）を放出させるため，禁煙に伴う離脱症状を緩和する．バレニクリンの禁煙成功率は，ニコチンガムやニコチンパッチよりも高い．

③ 医療用医薬品と一般用医薬品

　現在，ニコチンガムは一般用医薬品（処方箋不要）のみであり，製薬企業 2 社から味の異なった複数のガムが販売されている（表 9）．ニコチンパッチは医療用医薬品（処方箋必要）と一般用医薬品が販売されている．ニコチンパッチは医療用医薬品と一般用医薬品は同じ製品であるが，医療用医薬品の基本的な使用方法は，「1 日 1 回 1 枚，24 時間貼付する」であり，一般用医薬品は「1 日 1 回，1 枚を起床時から就寝時まで貼付する」と異なっている（表 10）．貼付によって不眠がみられる場合は，24 時間貼付を避けて就寝時にはがすよう指示することもある．ニコチンパッチ，ニコチンガム，バレニクリンの利点と注意点を表 11[3] に示す．一般用医薬品としてのニコチンパッチ，ニコチンガムはそれぞれ第 1 類医薬品と第 2 類医薬品に分類されており，販売方法も異なる．バレニクリンは医療用医薬品のみである．

④ 副作用

　ニコチネル TTS の添付文書には，5％ 以上に発現する副作用として一次刺激性の接触皮膚炎（紅斑，瘙痒）と不眠，頻度不明であるが重大なものとしてアナフィラキシー様症

表9　ニコチンガム（一般用のみ）の種類

ニコレット®シリーズ

ニコレット®	ニコレット® クールミント	ニコレット® フルーティミント	ニコレット® アイスミント
ニコチンのピリピリ感がある，甘くないベーシックタイプ	甘みのあるミント味	甘くフルーティなミント味	清涼感のあるミント味

ニコチネルシリーズ

ニコチネル ミント	ニコチネル マンゴー	ニコチネル スペアミント
甘みをおさえてすっきりした糖衣タイプ	豊かな甘みのあるフルーティーな糖衣タイプ	マイルドな甘みのある糖衣タイプ

表10 ニコチンパッチ（医療用と一般用）の比較

	医療用医薬品	一般用医薬品
販売名	ニコチネル TTS	ニコチネルパッチ
販売元	アルフレッサファーマ	
製造販売元	グラクソ・スミスクライン・コンシューマー・ヘルスケア・ジャパン	
1枚あたりの ニコチン含有量	TTS30：52.5mg/枚 TTS20：35mg/枚 TTS10：17.5mg/枚	パッチ20：35mg/枚 パッチ10：17.5mg/枚
時間に対する ニコチン放出量	TTS30：21mg/24時間 TTS20：14mg/24時間 TTS10：7mg/24時間	パッチ20：14mg/24時間 パッチ10：7mg/24時間
1cm^{2}あたりの ニコチン含有量	1.75 mg/cm^2	
ニコチン放出率	48%/24時間	
最高血中濃度 到達時間	6〜12時間	
標準的な用量	① TTS30を4週間 ② TTS20を2週間 ③ TTS10を2週間	①パッチ20を6週間 ②パッチ10を2週間
基本的な使用方法	24時間貼付	起床時から就寝時まで貼付

状が記載されている．ニコチンパッチは貼付部位の皮膚症状（紅斑，丘疹，小水疱など）が多いので，貼付部位を毎日変える．皮膚症状が現れた場合は，はがした後に抗ヒスタミン軟膏やステロイド軟膏を使用する．不眠，悪夢が現れた場合は，夜間の貼付を中止する．ニコチンガムの副作用には喉の不快感，嘔気，口内炎などがあるため，唾液を飲み込まないようにする．

　バレニクリンの添付文書によると，発現頻度5%以上の副作用として，嘔気28.5%，不眠症16.3%，異常な夢13.0%，頭痛11.6%，鼓腸8.3%があり，頻度不明であるが重大な副作用として，皮膚粘膜眼症候群（Stevens-Johnson症候群），多形紅斑，血管浮腫，意識障害，肝機能障害，黄疸が報告されている（承認時までの調査の集計）．

　バレニクリンの副作用の嘔気には，空腹時を避けて内服する，制吐薬を併用するなどの対症療法を行い，症状軽減が得られなければ減量を考慮する．精神疾患のない患者におい

てもバレニクリン使用後の自殺念慮などの報告があるため，神経精神疾患症状（挙動変化，落ち着きのなさ，うつ症状，自殺願望／行動）に変化がないか注意深い観察を続ける必要がある（表11）[3].

表 11　禁煙補助薬の利点と注意点，副作用と対処法

	利点	注意点	副作用	対処法
ニコチンパッチ	・1日1回1枚のパッチを貼るだけで確実にニコチン補給できる ・歯や顎の状態に関係なく使用できる ・使用が他人にわかりにくい ・使用方法が簡便	・かぶれ ・禁煙している自覚がもちにくい ・生活環境，運動など注意	皮膚の発赤や痒み	・貼る部位を毎日変える ・抗ヒスタミン剤やステロイドの外用剤を必要時投与．水疱形成など皮膚症状が強い場合は使用を中止し，他剤の使用や禁煙補助薬なしでの禁煙を検討
			不眠	・貼り替えてる時間を確認し，朝起床時に貼り替える ・それでも不眠がみられる場合は，朝貼って就寝前にはがす
ニコチンガム	・比較的短い時間で効果が感じられる ・ニコチン摂取量の自己管理ができる ・口寂しさを紛らし，禁煙している実感がもてる ・かぶれなどが少ない	・ガムのかみ方 ・あごに支障のある人，入れ歯の人の使用 ・口内炎	口腔内・咽頭刺激感 嘔気 口内炎 腹部不快感	・かみ方を確認し，正しいかみ方を指導 ・症状が強い場合は，他剤の使用や禁煙補助薬なしでの禁煙を検討
バレニクリン	・使用法が簡単（経口薬） ・ニコチンを含まない ・離脱症状だけでなく，喫煙による満足感を抑制 ・循環器疾患患者に使用しやすい ・健康保険が適用される	・突然の喫煙欲求に対処できない ・医師の処方箋が必要 ・めまい・傾眠・意識障害などのため，服用中は自動車の運転などを避ける	嘔気 頭痛 便秘 上腹部痛 異常な夢 不眠	・嘔気を抑えるために，必ず食後にコップ1杯程度の水またはぬるま湯で服用 ・続く場合には吐き気止めを服用

（文献3）より改変）

Ⅴ　タバコおよび禁煙補助薬と相互作用のある医薬品

　喫煙はそれ自身で体に有害な作用を引き起こし，薬物動態学的および薬力学的なメカニズムによって薬物療法に影響を与える可能性がある．患者が入院する際，病院内は「禁煙」であるので，急に喫煙を止めなければならないかもしれないが，急な禁煙は薬物の代謝に影響を与える可能性がある．喫煙によって薬効が変化する要因には，ニコチンによる作用と多環芳香族炭化水素による作用（CYP1A2 酵素誘導，グルクロン酸トランスフェラーゼ誘導）がある．多環芳香族炭化水素はタバコのヤニに含まれており，肝臓の薬物代謝酵素の 1 つである CYP1A2 の量を増やす．この酵素は，臨床的に重要な複数の薬物を代謝する．CYP1A2 で代謝される薬を服用している喫煙者は薬の代謝が促進され薬効が弱くなるので，薬効を得るために喫煙者では非喫煙者に比べて投与量の増量が必要な場合がある．

1 喫煙と薬物との相互作用のメカニズム

a. 多環芳香族炭化水素と併用薬との相互作用（薬物動態学的相互作用）

　不完全燃焼の生成物である多環芳香族炭化水素は，タバコの煙に含まれる主要な発がん物質の一部である．多環芳香族炭化水素は，シトクロム P-450 酵素の CYP1A1，CYP1A2 の強力な誘導物質である．CYP2E1 も誘導される可能性があると考えられている．アセトン，ピリジン，重金属，ベンゼン，一酸化炭素，ニコチンなどの他の化合物も肝酵素と相互作用を起こす可能性があるが，その影響はあまり大きくない．いくつかの薬はシトクロム CYP1A2 の基質であり，喫煙者ではそれらの代謝が誘導され，薬効が減弱する可能性がある．したがって，喫煙者は CYP1A2 の基質である薬をより高用量で投与する必要があるかもしれない．もう 1 つの代謝経路であるグルクロン酸抱合も，多環芳香族炭化水素によって誘導される．これらの薬物動態学的相互作用は，ニコチンではなく，タバコの煙に含まれる多環芳香族炭化水素によって引き起こされることを認識することが重要である．薬物動態学的相互作用の薬を**表 12**[4]に示す．

b. ニコチンと併用薬との相互作用（薬力学的相互作用）

　タバコの煙による薬力学的相互作用は，ニコチンが大きく影響している．ニコチンは，血中コルチゾール，カテコラミンの量を増加させるため，アドレナリン遮断薬の作用を減弱させ，アドレナリン作動薬の作用を増強させる可能性がある．必要に応じて，これらの薬の量を増減する必要がある．

表12　タバコと薬の相互作用（薬物動態学的相互作用）

一般名	薬 効	相互作用	効 果
イリノテカン	抗悪性腫瘍剤	グルクロン酸抱合促進	クリアランス低下（18%），活性代謝物の血中濃度低下（40%）
イミプラミン	抗うつ薬		血中濃度低下
インスリン	糖尿病治療薬	皮下吸収遅延	喫煙者ではインスリン必要量が増える可能性あり
エストラジオール	エストラジオール製剤	水酸化体増加	抗エストロゲン作用
エルロチニブ	抗悪性腫瘍剤	CYP1A2 誘導	クリアランス増加（24%），AUC 低下（64%），血中濃度低下
オランザピン	抗精神病薬	CYP1A2 誘導	クリアランス増加（98%）
カフェイン	強心薬	CYP1A2 誘導	クリアランス増加（56%）
クロザピン	抗精神病薬	CYP1A2 誘導	血中濃度低下（18%）
クロピドグリル	抗血小板薬	CYP1A2 誘導	効果増強
クロルプロマジン	抗精神病薬		AUC 減少（36%），血中濃度低下（24%）
コデイン	鎮咳薬	グルクロン酸抱合促進	半減期，血中濃度に影響なし
チザニジン	筋緊張緩和薬		AUC 低下（30-40%），半減期減少（10%）
テオフィリン	気管支拡張薬	CYP1A2 誘導	クリアランス増加（58-100%），半減期減少（63%）
ハロペリドール	抗精神病薬		クリアランス増加（44%），血中濃度低下（70%），臨床的意義は不明
フルボキサミン	抗うつ薬	CYP1A2 誘導	血中濃度低下（47%），クリアランス増加
フレカイニド	抗不整脈薬		クリアランス増加（61%），トラフ血中濃度低下（25%），投与量増量（17%）
プロプラノロール	抗不整脈薬	酸化，グルクロン酸抱合促進	クリアランス増加（77%）
ヘパリン	抗血栓薬	機序不明	クリアランス増加，半減期減少
ベンダムスチン	抗悪性腫瘍薬	CYP1A2 誘導	血中濃度低下，2 つの活性代謝物の血中濃度上昇
メキシレチン	抗不整脈薬	酸化，グルクロン酸抱合促進	クリアランス増加（25%），半減期減少（36%）
リドカイン	抗不整脈薬	バイオアベイラビリティ低下	AUC 減少（200%）
ロピニロール	ドパミン D_2 受容体系作動薬		半減期減少（50%），血中濃度低下（33%）
ワルファリン	抗血栓薬	CYP1A2 誘導	クリアランス増加（13%），血中濃度低下（13%）

（文献 4）より改変）

表13 タバコと薬の相互作用 （薬力学的相互作用）

薬	相互作用
ベンゾジアゼピン（ジアゼパム，クロルジアゼポキシド）	ニコチンの中枢神経系への刺激によるものと思われる鎮静作用および眠気の減少
β遮断薬	ニコチンを介した交感神経の活性化により，降圧作用や心拍コントロール作用が弱くなる可能性がある．喫煙者は投与量の増量が必要かもしれない．
副腎皮質ステロイド吸入薬	喘息の喫煙者は，副腎皮質ステロイド吸入薬の反応が鈍くなることがある．
ホルモン避妊薬	喫煙し，経口避妊薬を使用している女性における心血管障害のリスク上昇（脳卒中，心筋梗塞，血栓塞栓症など）．年齢および多量の喫煙（1日15本以上）によりリスクが上昇し，35歳以上の女性で非常に顕著である．
オピオイド（ペンタゾシン）	鎮痛作用：喫煙はペンタゾシンの代謝を促進（40％）する可能性がある．メカニズムは不明．喫煙者は疼痛緩和のためにオピオイドの投与量が必要となる場合がある．

　禁煙補助薬のニコチンガムやニコチンパッチはニコチンのみを含有し，多環芳香族炭化水素を含有していないので，薬物動態学的相互作用を起こさないと考えられるが，薬力学的相互作用には注意する必要がある．薬力学的相互作用の薬を**表13**に示す．

c. バレニクリンと併用薬との相互作用

　バレニクリンはシトクロム P-450 酵素による代謝を受けにくい．また，バレニクリンがシトクロム P-450 分子種（CYP1A2，2A6，2B6，2C8，2C9，2C19，2D6，2E1，3A）の阻害に基づく薬物相互作用の原因となる可能性は低い[5]．

　血中濃度治療域が狭いワルファリンやジゴキシン，禁煙治療薬である bupropion（日本では未発売）やニコチンパッチ，シメチジンやメトホルミンとバレニクリンを併用した際，臨床的に意味のある薬物動態学的相互作用は観察されていない[6]．ただし，バレニクリンは主に腎臓から排泄されるので，シメチジンとの併用により，シメチジンが尿細管におけるバレニクリンの輸送を阻害し，腎クリアランスを低下させ全身ばく露量が増加するおそれがあることから，重度の腎機能障害のある患者で併用する場合は注意を要する[7]．

② 禁煙による薬効への影響

　禁煙後，CYP1A2 の誘導がどのくらいの速さで消失するか，元に戻るかを考えることは重要である．日常生活から入院という環境下におかれた患者が突然禁煙した場合はとく

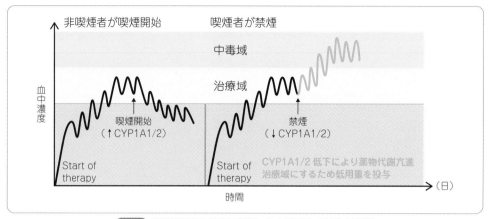

図5 喫煙開始や禁煙が薬物血中濃度に及ぼす影響

（文献 8）より）

に重要である．薬物動態学的相互作用は，タバコの煙に含まれる多環芳香族炭化水素が CYP1A2 を誘導することに起因している．そのため，喫煙により CYP1A2 で代謝される薬はより速く代謝され，血中濃度が低下する可能性がある．喫煙をやめると，酵素の活性は正常に戻り，その結果，これらの薬の血中濃度が上昇し，有害反応が起きる可能性がある．

　入院直前に禁煙した患者では，CYP1A2 の誘導がある程度持続する可能性があることを薬剤師は考慮する必要がある．一般的なアプローチとして，禁煙した人に対しては，CYP1A2 基質である薬の投与量の減量を検討するべきである．逆に，長期間禁煙していたが再喫煙を開始した人が CYP1A2 基質である薬を服用している場合，投与量を増やす必要があるかもしれない（図 5）[8]．

　ヘビースモーカーが禁煙した後の CYP1A2 活性の半減期は 39 時間（27〜54 時間）なので，テオフィリンのように血中濃度の治療域が狭い薬物を服用しているヘビースモーカーにおいては，禁煙 4 日後まで毎日 10% 程度の段階的な減量が推奨されている[9]．しかし，現在のところ，毎日の喫煙本数や個人差がどの程，CYP1A2 の誘導に影響を与えるか明らかになっていない．血中濃度の治療域と中毒域が狭い薬を服用している患者が禁煙した場合は，血中濃度モニタリングや注意深く臨床症状の観察を行うことが必要である．

　臨床現場で使用されている薬の 73% は肝臓で代謝され，約 75% が CYP 酵素で代謝される．CYP 酵素のなかで CYP1A が占める割合は約 10% であるとの報告がある（図6）[10]．これは 2002 年の海外における調査であるが，わが国でもほぼ同様であろう．CYP1A2 で代謝される薬は多くないので，薬剤師は CYP1A2 基質となる薬を覚え，患

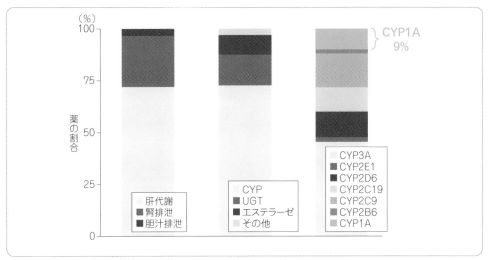

図6 2002年に処方された上位200医薬品の薬物消失経路

（文献10）より）

表14 加熱式タバコと紙巻タバコの主流煙中の多環芳香族炭化水素

	加熱式タバコ（μg/タバコ1本）	紙巻タバコ（μg/タバコ1本）	比率 %（加熱式／紙巻）
ナフタレン	1.6	1105	0.1
アセナフチレン	1.9	235	0.8
アセナフテン	145	49	296
フルオレン	1.5	371	0.4
アントラセン	0.3	130	0.2
フェナントレン	2	292	0.7
フルオランテン	7.3	123	6
ピレン	6.4	89	7.2

（文献11）より）

者に適切なアドバイスや投与量の調整を行うことが重要である．

❸ 加熱式タバコと薬の相互作用

　加熱式タバコであるIQOS®の吸入エアロゾルに含まれる化学物質を紙巻タバコと比べると，ニコチンは約60〜80%，多環芳香族炭化水素は種類にもよるが1%以下程度との報告がある（表14）[11]．紙巻タバコが燃焼されるときに発生する多環芳香族炭化水素はCYP1A2を誘導するが，加熱式タバコの多環芳香族炭化水素が少ないことから，

CYP1A2 の誘導は小さい可能性があり，薬の相互作用も少ないかもしれない．しかし，紙巻タバコよりも多い量の多環芳香族炭化水素があることや何種類もの多環芳香族炭化水素による相乗作用の可能性があるなど，現時点では十分な研究がなされていないため，今後の詳細な研究が必要である．

参 考 文 献

1) 厚生労働省：一般用医薬品のリスク区分.
https://www.mhlw.go.jp/file/05-Shingikai-11121000-Iyakushokuhinkyoku-Soumuka/0000050568.pdf
2) University of California San Francisco：Rxforchange. Clinician-assisted tobacco cessation.
http://rxforchange.ucsf.edu/
3) 日本循環器学会 禁煙推進委員会：禁煙治療のための標準手順書 第 8.1 版. 2021.
4) Zevin S, et al：Drug interactions with tobacco smoking. An update. Clin Pharmacokinet, 36（6）:425-438, 1999.
5) ファイザー：チャンピックス®錠　医薬品インタビューフォーム. 2021 年 2 月改訂（第 16 版）.
6) Faessel HM, et al：A review of the clinical pharmacokinetics and pharmacodynamics of varenicline for smoking cessation. Clin Pharmacokinet, 49（12）:799-816, 2010.
7) ファイザー：チャンピックス®錠　添付文書. 2020 年 10 月改訂（第 1 版）
8) Briskey D, et al：Trans-Resveratrol Oral Bioavailability in Humans Using LipiSperse™ Dispersion Technology. Pharmaceutics, 12（12）:1190, 2020.
9) Faber MS, et al：Time response of cytochrome p450 1A2 activity on cessation of heavy smoking. Clin Pharmacol Ther, 76（2）:178-184, 2004.
10) Wienkers LC, et al：Predicting in vivo drug interactions from in vitro drug discovery data. Nat Rev Drug Discov, 4（10）:825-833, 2005.
11) Auer R, et al：Heat-Not-Burn Tobacco Cigarettes: Smoke by Any Other Name. JAMA Intern Med, 177（7）:1050-1052, 2017.

（相澤政明）

2 患者の背景ならびに意思を確認する

　喫煙は，多くの疾患の原因および危険因子であり，予防可能なものである．禁煙のメリットは大変大きいが，一方でしばしば困難である．禁煙の難しさは，ニコチン依存症という疾患で理解され，依存症治療のためのガイドラインとして，2000年アメリカ保健福祉省が発表したものが世界的に利用されている[1]．このガイドラインでは5Aと5Rが紹介され，日本の禁煙ガイドラインでも同じ考え方を採用している[2]．

　ここでは，5Aと5R禁煙支援について概説し，それを利用した患者とのコミュニケーションの具体例を示す．多くは質問を含むが，それは指導されるより，患者がよい質問を受けて，禁煙を自身のこととして考え，禁煙について前向きな発言をできることが，行動変容に大切だからである．

I 禁煙意思のある方には→5A

　5Aとは以下の5つのステップを指し（表1），それぞれの英語の頭文字をとったものである[1]．

1 たずねる（ask）

　「喫煙状況の評価」を目的として，すべての患者に喫煙歴をたずねる．「すべて」とあるのは，たとえば，咳が主訴のときはたずねるが，目のかゆみが主訴のときにはたずねないといったように症状で選別しない，年齢や性別など，患者の属性により選別しないなどであり，「すべての」来局患者を対象とすることが重要である．

　たずねることは医療者として当然のことと受け取られるかもしれないが，医療の現場に

表1　5Aのステップ

1. たずねる（ask）
2. 忠告・助言する（advise）
3. 評価する（assess）
4. 支援する（assist）
5. フォローアップする（arrange）

おいては,「必ず」,「すべての」患者に喫煙状況をたずねることが,しばしば忘れられて
いることも事実である.

　忙しい業務のなかであっても,患者の喫煙状況を漏れなく確認できるよう,日常業務に
「喫煙状況の評価」を落とし込むことが重要である.薬局の場合,初回来局者であれば質
問表や面談内容から喫煙状況を収集し,薬歴簿へ記録する.現在または過去喫煙者に対し
ては,投薬時折に触れて喫煙について話しをすることで,禁煙支援に発展しやすい.喫煙
習慣のない患者に対しても,大きなストレスや生活環境の悪化となる出来事を聴取した際
には,来局者の家族も含めて喫煙状況を再確認したい.ドラッグストアの場合,来店者の
様子から美容や健康増進,ストレス緩和への関心を推察しつつ,喫煙状況をさりげなく聴
取し,禁煙支援につなげることは可能と思われる.また,禁煙相談可能な薬剤師や登録販
売者の存在を来店者にわかるように,名札や白衣・制服の襟や胸ポケットに,たとえば禁
煙ピンバッジ（日本禁煙学会公式グッズ・非会員も購入可）を付けたり,店内に禁煙関連
するポスターを貼ることもよいかもしれない.

　　　紙巻タバコまたは新型タバコを,吸ったことはありますか

　このようにたずねると,過去喫煙についても,急速に使用者が増加している新型タバコ
（加熱式タバコ）についても喫煙状況が把握できる.状況を把握できたら,カルテに記録
する.

❷ 忠告・助言する（advise）

　すべての喫煙者に,「はっきりと」,「強く」,「個別的に」タバコをやめることを忠告（助
言）する.「できれば禁煙したほうがよい」,「禁煙が無理なら,本数を減らしてください」
といったあいまいなメッセージは伝えない.

a.「はっきりと」とは？

　　　あなたにとって禁煙が大切だと思います
　　　私は,禁煙をおすすめします
　　　本数を減らす,たまに吸うといったレベルでは十分ではないのです
　　　禁煙をお手伝いしましょうか

b.「強く」とは？

言葉の調子を強くすることではなく，患者が取り組む健康上の課題として，禁煙の優先度が大変高いことを強調する．

　　私は，禁煙があなたの健康を守るためにとても大切であることを知ってほしい

c.「個別的に」とは？

現在の症状，病気への懸念，周囲の人への懸念，社会的・経済的なコスト，禁煙への関心のレベル，子どもや家庭へのインパクトなどが，現在のタバコ使用と関連していることを意識できるように伝える．個人の事情との関連づけのためには，受診者の背景（どこで生活し，どんな仕事をし，どんな人と暮らし，どんな病気をもち，どんなことを考えているかなど）を，診療のなかで十分把握しようとする努力やコミュニケーション能力が必要である．

　　禁煙すれば，○○が劇的に改善します

　　禁煙により，××の心配がなくなります

　○○，××の部分には，患者個人の事情とタバコ使用を個別的に関連づける事柄を述べる．

　5A のうち，ask・advise は禁煙支援の基本形であり，すべての医療関係者が行うことが重要である．すべての医療関係者とは，薬剤師ばかりでなく，患者と会話をする機会のある事務職を含めたすべての関係者がチームとなり対応することが大変効果的である．

　これから禁煙支援を始める場合，まず ask・advise を実践することから始めてほしい．しばらく実践していけば，喫煙者に支援を行うことに慣れてくると思われる．一方，ask　advise のみの支援の問題点や不足を実感していくことで，さらなる取り組みの必要性も感じられるだろう．

③ 評価する（assess）

　前項では，たずねる（ask）の後，忠告・助言する（advise）ことを述べた．しかし，この 2 つの方法では，患者がどのくらい禁煙したいと考えているかという準備性を考慮にいれていない．今後 1 ヵ月以内に禁煙しようと考えている「準備期」，または今後 6 ヵ月以内に禁煙しようと考えているがこの 1 ヵ月以内に禁煙する予定はない「関心期」の場合，忠告・助言を受け入れてもらいやすいが，禁煙しようとは考えていない「無関心期」の場合，反論を言われたり，最悪の場合は反発の感情を抱かれ，せっかくのアプローチが思わぬ結果を招くこともあるかもしれない．

　そこで，5A 全体を見通すと，たずねる（ask）の後，評価する（assess）を行うのがよい．評価する（assess）は，現在の禁煙に対する気持ちを評価することである．

　　できるかできないかは別にして，どのくらい（何パーセントくらい）禁煙したい
　　と思いますか

　患者の禁煙への意向の程度は，行動変容ステージモデルと呼ばれる．このモデルは，人が行動を変える場合の 5 つのステージをあげ，「無関心期」⇔「関心期」⇔「準備期」⇔「実行期」⇔「維持期」のステージを経て，行動が変わるとしている．支援者がステージを把握し，それに合わせた働きかけをすることにより，患者の行動が変わっていきやすいという考え方である（表 2）．

　評価する（assess）ための質問をすると，患者の禁煙ステージが把握できる．現在喫煙している場合，無関心期，関心期，準備期のいずれかであり，すでに禁煙を開始している場合，準備期，実行期にあたる．禁煙ステージが把握できたら，ステージに合わせた支援（assist）を行っていく．

　なお，評価において無関心期と判断した場合，その後の支援を行わないというわけでは

表 2　禁煙における行動変容ステージモデル

1. 無関心期：今後 6 ヵ月以内に禁煙しようとは考えていない
2. 関心期：禁煙に関心があり，今後 6 ヵ月以内に禁煙しようと考えているが，今後 1 ヵ月以内に禁煙する予定はない
3. 準備期：今後 1 ヵ月以内に禁煙しようと考えている
4. 実行期：禁煙して 6 ヵ月以内
5. 維持期：禁煙して 6 ヵ月が過ぎた

なく，無関心期に合わせた支援を行っていく．したがって，評価は支援を実施するかどうかを決めるための評価ではなく，支援をスムーズに行うための質問と捉える．

④ 支援する（assist）

a. 無関心期（今後 6 ヵ月以内に禁煙しようとは考えていない）の支援

　評価（assess）の結果，禁煙する意向が全くないと答えられることもあるだろう．この時期には無理に禁煙を勧めても，禁煙への意欲が高まらないばかりか，喫煙を続けようとする発言が随所に出てきてしまう．意見を戦わせると，互いに気まずい雰囲気になるだろう．この時期の支援のコツは，無理に禁煙させようとしない，介入は短時間で行うことである．

　①患者の意見の受容，②禁煙しないという意見への不同意，③情報提供の 3 つを考えておくとよい．無関心期では，関心のレベル（動機）を高める支援が必要となる（後述の「5R」参照）．

　①受容

　　いまは禁煙されるつもりはないのですね（禁煙したくないという患者の意見の受容）

　②不同意

　　私の意見を申し上げてもよろしいでしょうか

　（患者の同意を得た後に）

　　私としては，〇〇さんに禁煙をお勧めしたいと思います（禁煙したくないという患者の意見への不同意）

　③情報提供（リーフレットの用意と活用）[3]

　　実は，楽に・安く禁煙する方法を知っています

　　禁煙を考えられたときには，いつでもご相談ください

b . 関心期（禁煙に関心があり，今後 6 ヵ月以内に禁煙しようと考えているが，今後 1 ヵ月以内に禁煙する予定はない）の支援

　関心期の特徴は，「タバコをやめたい」気持ちと，「やめたくない」気持ちが綱引きをしている状態である．長年の喫煙をやめるには勇気が必要だが，禁煙すればよい点が多くあることは周知の通りである．そのメリットに気づき，禁煙しようという気持ちが高まるような質問を行う．

> 禁煙したい気持ちは 30%（例）くらいといわれていましたが，それが 10 や 20
> ％ではなく，30％の理由を教えていただけませんか（質問をしたらしばらく待つ）
> （禁煙したい気持ちが 5％と発言されたときは，2 とか 3％ではなく 5％の理由を教
> えて下さいと質問すればよい）
> （発言があったら，その要約をした後）ほかには，どんなことがありますか（上記
> の質問で，1 つ回答があってもほかの視点がないか確認のため追加質問をする）

　このような質問をすると，患者は禁煙のメリットを述べることが多いだろう．一方，喫煙がよいと感じている面の発言もあるかもしれない．その場合も，発言を受容し，聞き返していく．最後に要約をして返すと，患者の頭の整理がつきやすい．

> 　喫煙には×××（本人は喫煙のよい点と感じている意見を要約して述べる）とい
> う面もあるけれど，その一方でやめたいとも感じておられる．禁煙ができたら○○○
> （本人がメリットと感じることを述べる）というよいことがあると思っておられる．
> ほかに付け加えることはありますか [3]

　このような会話がうまくできたら，続けて以下のような質問もよい．

> もしもタバコをやめることができたとして，どんな気分や生活になっていると思
> いますか
> 禁煙できた後の自分を思い浮かべてください．どんな成果がもたらされていますか
> その成果はどんなふうに重要ですか
> 30%（例）の気持ちを 50%（初めの数字より大きな数字にする）に上げるため
> に，何かできますか
> もしあるとすれば，次に目指す目標はありますか

　枠組み，すなわちフレームを変えて，禁煙が前向きな行動であるという印象を含めて聞き返す（要約する）ことも大切である（リフレーミング）．

> くさいといわれた　→「禁煙できたら好かれますね」
> 吸えるところがなくて，肩身が狭い　→「やめたら行けるところも増えますね」

　関心のレベル，動機を高めるための有用な面接として，動機づけ面接があり，学習会や
テキスト[4]がある．さらにレベルアップをされたい方は参照されたい．

c. 準備期（今後 1 ヵ月以内に禁煙しようと考えている）の支援

　禁煙したい気持ちが高い（禁煙したい気持ちのパーセントが大きい）時期である．禁煙
のための正しい対策を身につける必要があり，禁煙外来を受診される時期でもある．禁煙
したい気持ちは高いので，支援への抵抗は少ないが，どうすれば禁煙できるか，どのよう
な問題点が生じるかを知らなかったり，成功するかどうか自信がないことが多い．ここで
行う禁煙支援の概要をまとめた（表3）．

　具体的な禁煙方法を患者とともに考え，さらに個別的問題について患者自身が解決策を

表3　禁煙支援の概要

1. 患者が禁煙を計画することを支援する
2. 禁煙開始日について話し合う（2週間程度以内がよい）
3. 家族や友人，同僚に話し，理解と協力をもらうよう促す
4. 禁煙するうえでの問題点を理解し，解決方法を探る
5. 禁煙のための具体的な方法を理解し，実践する
6. 効果的な禁煙補助薬や禁煙外来を紹介する

表4　具体的な禁煙方法

1. 期日を決めて一気に禁煙を実行する
   （徐々に本数を減らす，軽いタバコや新型タバコに変えることは実施しない）
2. 一定の禁断症状は認める（禁煙補助薬にて離脱症状は軽減される）
3. 行動・環境・代償行動によるタバコを吸いたい気分への対処法
   1) 行動：生活パターンを変える
      洗顔・歯みがきなど朝一番の順序を変える
      食後は早めに席を立ち洗面所で歯みがきをする
      休憩の際には，喫煙できない所を選ぶ
      早く寝る
      コーヒーや飲酒など，喫煙のきっかけになりやすいことを避ける
   2) 環境を改善する
      タバコ・ライター・灰皿・加熱式タバコホルダーを捨てる
      喫煙場所に行かない
      タバコの煙に近づかない
      タバコをみない
      タバコを買える場所に行かない
   3) 代わりのことをする（代償行動）
      深呼吸をする
      水やお茶を飲む
      運動，体を動かす
      歯をみがく
      ※甘いものはできるだけ避ける（体重増加や口腔不衛生の予防のため）

準備できるようにサポートする（**表 4**）.

　禁煙に取り組む際の考え方も確認する.

　　吸いたい衝動があっても, すぐに喫煙をせず, 少しだけ先延ばしにする

　　禁煙を始めたら少しくらいは, イライラしてもよいと考える

　　禁断症状は徐々に軽くなっていくことを理解する

　一般に禁煙挑戦者は自信の程度が低いことが多く, 自信を強化する方法も紹介する.

1.　達成体験：過去の成功体験を思い出す

　　禁煙している間, よかったことはありますか. また, できるようになったことはありましたか

2.　代理体験：禁煙成功者を手本とする

　　友人の〇〇さんも禁煙に成功されたのです

3.　言語的説得

　　あなたならきっと禁煙できますよ

4.　生理的情緒的調整

　　今回の挑戦, ダメでもともとですから. 気楽に行きませんか（一番使いやすい）

　助言するとき, 伝えるときは次のような前文を入れて伝えると, 実際にそれを行うかどうかの決定権が患者に移り, その助言を受け入れられやすい[4].

　　この通りにされるかは〇〇さんの自由ですが……

　　〇〇についてお話してもよいですか……

　　〇〇さんに当てはまるかどうかはわかりませんが……

d. 実行期（禁煙して 6 ヵ月以内）の支援

　患者が禁煙を始めると, 支援者は安心してしまいやすい. しかし, 禁煙後にも支援は続くことを忘れてはいけない. 患者は禁煙の効果がよくわからず, ニコチン離脱症状もあるため, 再喫煙がよくみられる. 自力で禁煙した場合には 90％, 禁煙外来を終えても 50％程度が 1 年後には喫煙が復活してしまう. 禁煙をいったん達成しても, わずか 1 本の喫煙から 3 ヵ月後には 70〜90％が元通りの喫煙状態となってしまう. 支援では, いった

ん始めた禁煙が維持できるよう，行動の強化を意識する．行動の強化は，患者の努力を認め，ほめて，感謝することである．

　　禁煙，がんばっておられますね

　　禁煙を続けられてすばらしいですね

　　ご家族もあなたの禁煙を喜んでおられて，よかったですね

　　アドバイスを聞き入れてもらい，ありがとうございます

　　わずか1本の喫煙で，80%の方は元の状態に戻ってしまいます．ときどき吸って
　　みようと思われるかもしれませんが，タバコを手にせず，深呼吸をしたり，ほか
　　のことをしたりして，先延ばししましょう．徐々にその気分は忘れてしまうこと
　　が多いのです

　禁煙した後のよい点を確認することもよい．

　　禁煙してよかったことは何がありますか

　　周りの人から何かいわれますか

　　実際，禁煙してみて，どう思いますか

心理的視点を考慮する：意思決定のデフォルト設定

　人は意思決定において，いつも理性的論理的な判断をしているわけではない．一般に，過去の経験を利用したほうが早く楽に判断できるため，むしろこれらを利用し意思決定を行っている．そのため人の判断には偏り（バイアス）を含んでいることが多く，このような偏りは認知バイアスとよばれる．認知バイアスのなかでは，正常性バイアス（異常事態が起こってもそれを正常と捉え，喫煙の害を無視したり過小評価したりする），楽観性バイアス（喫煙の害は自分には発生しないなど，物事を都合よく解釈する），同調性バイアス（喫煙している集団のなかにいると，ほかの人と同じ行動をとってしまう）などは，喫煙者によくみられるが，それはわれわれ自身にも起こりやすいものだと理解しておきたい．

　また，人は指導や強制をされると，その反対を選択したくなるという性質もある．

　患者が理性的で望ましい判断をしづらそうだと判断した場合，指導や強制はせず，望ましい選択肢をデフォルト（あらかじめ設定されている標準の状態）として「そっと促す」方法がある．それはなぜ？と聞かれた場合，「なぜなら××なのです」と答えるとよい．

　　こんなとき多くの方は○○をして問題を解決されるようですよ

　　こんなふうに対処されることが多いです

話し合いの合間に，このような言い方も挿入することがよいと思われる．

とてもよいと思う

こうしたらもっとよいと思う

こうしてもらえるとうれしい

❺ フォローアップする（arrange）［含む：維持期の支援（assist）］

喫煙は再発の多い慢性疾患と捉える必要がある．禁煙支援は 1 度で終わらず，継続し，フォローアップしたい．これは維持期の支援の考え方でもある．

1 回目のフォローアップのタイミングは，禁煙開始後 1 週間以内が望ましい．この時期は一般にニコチン離脱症状のため最もつらさを感じている時期である．その後，禁煙が定着していくにつれ，間隔をあけていくが，2 週間目，4 週間目，8 週間目が目安であろう．フォローアップの際には，以下のような事項を話し合う．

起こった問題点を話してもらい，対策を話し合う

禁煙補助薬の使用と副作用をたずねる

問題点を予測し，患者の状況をたずねる

禁煙がうまくいっている場合は，努力を認め称賛し，ともに喜ぶ

アドバイスを受け入れてくれたことを感謝する

再喫煙が起こっていたら，平静の心で状況を確認し，禁煙に挑戦した理由や前項のような質問をしながら再挑戦を促す．さらに強力な治療について相談する．

Ⅱ ┃ 禁煙意思のない方には→ 5R

禁煙意思のない無関心の方にも，禁煙支援は行うのがよい．いまは禁煙する気持ちがなく，信念（嗜癖性の信念）のように頑なな気持ちであっても，状況により気持ちが変わることはよくあるからである．前項では，禁煙無関心の方への支援について簡単に述べたが，ここではその対応として代表的な方法である 5R について述べる．5R は，表 5 の 5 つである[1]．

表5 動機づけを強化するための 5R

1. 関連性（relevance）
2. リスク（risk）
3. 報酬（rewards）
4. 障害（roadblocks）
5. 反復（repetition）

① 関連性（relevance）

　喫煙と患者の問題との関連性に着目する．病気の状態やリスク，家族や社会的立場，健康への心配，年齢や性，大切にしたいことについて話し合い，禁煙により得られるメリットを話し合う．喫煙が患者の個別の問題に関係していることを患者自身が理解できるよう支援し，個別に励ます．

② リスク（risk）

　喫煙のリスクへの理解の度合いを確認する．

　　喫煙のリスクについてどのように思っていますか

　患者が喫煙のリスクについて，どのように理解しているかを確認し，患者と関係があると思われることや病状に焦点を当てる．低タール・低ニコチンタバコ，本数減，新型タバコではリスクを減らすことができないことを伝える．いろいろ場面におけるリーフレットを準備しておくとよい[3]．

③ 報酬（rewards）

　以下のような質問をすることにより，禁煙で得られる報酬（メリット）を自身で考えられるように支援する．

　　禁煙すればどのようなメリットがあると思いますか

　　もしも禁煙できたらどんな生活や気分になると思いますか

　　禁煙したい気持ちが少しでもあるとしたら，それはどんな理由ですか

④ 障害（roadblocks）

　禁煙を妨げていることを知り，それを取り除く方法をともに考える．

　　禁煙を妨げていることはありませんか．よければ教えていただけませんか

　禁断症状，失敗への恐ればかりではなく，体重増加への懸念，支援の不足，うつなどの精神的疾患の存在，喫煙の楽しみを失いたくない，周囲に喫煙者がいる，効果的な方法への知識の不足などがあがることが多い．問題解決のための話し合いを実施する．

❺ 反復（repetition）

　禁煙の動機づけのための働きかけ（5R の①〜⑤）を，繰り返し反復して行う．過去に禁煙に失敗した患者には，自信をつけることを意識する（前述）．

Ⅲ　患者の行動変容のために

　強制的な指導は患者を頑なにし，行動変容につながらないことが多い．知識を強制的に伝達・指導するより，以下のような態度で接したい．

　①よく話しを聴き，患者の置かれている状況や気持ちを理解しようとする，②患者の内面にある前向きな気持ちについて話しやすい質問を行う，③ともに考え，ともに問題解決をしようとする，④喫煙そのものが疾患であり，その治療成功のためには信頼関係が大切である．

参 考 文 献

1）作田 学：5A，5R などの指導法．日本禁煙学会（編）：禁煙学 改訂第 4 版．南山堂，東京，183-186，2019．
2）9 学会合同禁煙ガイドライン委員会：禁煙ガイドライン（2010 年改訂版）．一般財団法人禁煙推進学術ネットワーク．
　https://tobacco-control-research-net.jp/activity/treatment/index.html
3）禁煙資料館．一般社団法人くまもと禁煙推進フォーラム．
　https://square.umin.ac.jp/nosmoke/shiryo.html
4）磯村 毅（著）：ステップ 2：関わる（OARS）と情報提供．失敗しない！動機づけ面接．南山堂，東京，27-44，2019．

（高野義久）

3 ライフステージ・生活環境を捉えた禁煙支援

Ⅰ 基礎疾患（糖尿病・心疾患・脳卒中・抑うつ）への対応

　喫煙している日本人の寿命は非喫煙者と比べて男性で8年，女性で10年短くなる[1]．海外のデータにはなるが，喫煙者の健康寿命は非喫煙者と比べて12年短くなる[2]．喫煙者が健康的に生活を送れる時間は非喫煙者と比べて大きく削られていることが推測できる．平成22年（2010）度健康増進普及月間の統一標語では「1に運動　2に食事　しっかり禁煙　最後にクスリ　～健康寿命をのばしましょう～」とある[3]．健康寿命を延ばすには運動，食事と同様に禁煙も欠かせない．喫煙と病気のリスクに関するデータは多数報告されている．喫煙を続ければ新規の病気を発症するリスクは高くなる．また，すでに治療している病気であれば喫煙を続けることで薬物治療は難渋する．つまり，禁煙をしてもらうことで治療効果を高め，併用薬や増量といった本来必要としない薬を減らすことが可能になる．そして，患者の健康的な生活も確保することができる．

　自力の禁煙もよいが，一般用医薬品（over the counter：OTC）と医療用医薬品に禁煙補助薬があり，患者に禁煙を勧める際に薬剤師にとってかかわりやすい領域である．喫煙はニコチン依存症の病気であり，健康状態がよくなくても禁煙を希望しない喫煙者は多い[4]．薬剤師は服薬指導を行う全患者の喫煙歴を確認し，治療の妨げである喫煙を把握して積極的に禁煙の声掛けを行うべきである．そして，決して患者の喫煙を放置すべきでない．ここでは基礎疾患（糖尿病・心疾患・脳卒中・抑うつ）を有する患者における喫煙のリスク，禁煙によるメリットと禁煙支援について紹介する．禁煙の声掛け時の参考にしていただきたい．

1 糖尿病

　日本糖尿病学会は2016年に禁煙宣言を発表した．喫煙は糖尿病発症を増加させ，さらに糖尿病患者の死因の上位を占める心血管疾患やがんの危険因子となるためである．糖尿病患者の健康寿命の延伸をはかる日本糖尿病学会の基本方針の一部を抜粋すると「全ての糖尿病患者に広く禁煙を働きかける」，「喫煙の害や禁煙の方法などについての啓発活動を支援する」とある．なお，2016年時点で「糖尿病が強く疑われる人」が約1,000万人，「糖尿病の可能性を否定できない人」が約1,000万人，合計約2,000万人に対して

糖尿病の発症もしくは増悪に対する対策を講じなければならない[5].

a. 喫煙と糖尿病発症との関連

　喫煙は糖尿病発症を増加させることが明らかである. 非喫煙者と比べた場合, 1 日の喫煙本数が 9 本以下で 1.21 倍, 10 本〜19 本で 1.34 倍, 20 本以上で 1.57 倍の発症リスクがある（図1)[6].

　一方で, 禁煙を開始してから 5 年以内は糖尿病の発症リスクが一時的に上昇するが, その後のリスクは年数の経過とともに低下していく（図2)[6〜8]. 患者にとって禁煙後の一時的なリスク上昇はとても不安を感じるかもしれない. しかし, 喫煙を続ければ糖尿病発症リスクは高いままで, リスクを下げることはできないことも理解していただきたい.

　体重増加を防ぐことで糖尿病発症リスクが下がることも報告されており[9], できる限り早期の禁煙と同時に生活スタイル改善のサポート, 健診の推奨なども一緒に行うことが大事であると考える.

b. 喫煙が糖代謝に及ぼす影響

　糖尿病とはインスリン欠乏, インスリンの分泌低下, インスリン抵抗性などによる慢性的な高血糖状態である. 糖尿病を患っていない喫煙者と非喫煙者に 75 g 経口ブドウ糖負

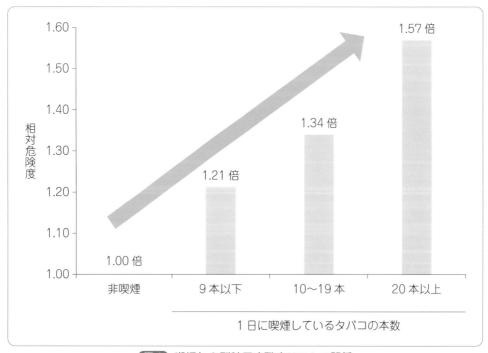

図1　喫煙と 2 型糖尿病発症リスクの関係

（文献 6) より作成）

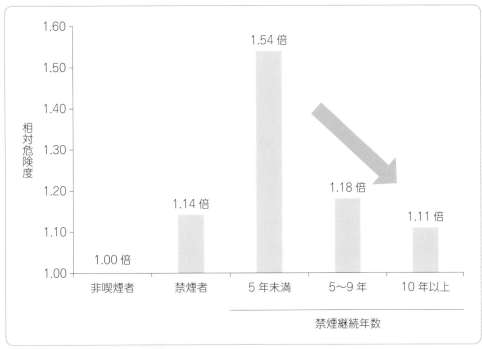

図2 禁煙と2型糖尿病発症リスクの関係

（文献6）より作成）

荷試験を行ったところ，血糖値の濃度推移に差はなかったものの，血清インスリン分泌濃度は非喫煙者と比べて喫煙者で高かった[10]．喫煙で取り込んだニコチンにより末梢血管が収縮し，糖の処理能力を低下させる[11]．また，交感神経を刺激することでカテコールアミンやグルココルチコイドを分泌させて血糖が上昇する[11]．その結果，インスリンの絶対量が増えることになる．糖尿病患者が喫煙を続ければβ細胞をさらに疲弊させ，インスリン分泌能は低下し，ますます血糖コントロールの悪化につながる．さらに，末梢血管の収縮はインスリンの皮下投与時の吸収率を低下させることでインスリン治療を行っても十分に血糖コントロールの対処ができなくなる[12]．

c. 糖尿病患者への禁煙支援

糖尿病治療では合併症予防が重要になるが，喫煙は糖尿病性大血管症，神経障害，歯周病などを増悪させるリスク因子であり[13]，2型糖尿病の全死亡リスクのなかでも最も強い予測因子である[14]．喫煙者が糖尿病治療を行っていたとしても血糖コントロールはうまくいかない[15]．一方で，禁煙はインスリン感受性を改善させる[16]．糖尿病患者への禁煙治療に対して有効性と安全性は非糖尿病患者の禁煙治療の結果と同等である[17]．そして，禁煙治療中に多少の体重増加は認めているが，それが問題になることはない[16,17]．糖尿

病患者に禁煙の声かけと支援を行うことは薬物治療に携わる薬剤師にとっても重要なことである.

❷ 心疾患

　厚生労働省が公表している「令和 2 年（2020）人口動態統計月報年計（概数）の概要」より心疾患の死亡率は悪性新生物（腫瘍）についで第 2 位である [18]. この第 1 位と第 2 位の心疾患の順位は 20 年以上変わらず，また，上昇傾向でもある.

a. 喫煙と心疾患発症・死亡との関連

　喫煙は虚血性心疾患のリスク因子である.

　日本人男性の心筋梗塞死亡率の相対リスクは非喫煙者と比べて 1 日 1 箱以内を喫煙すると 1.5 倍，1 日 1 箱を超える喫煙では 4.3 倍に上昇する [19]. 女性の場合も同様に 1 日 1 箱以内を喫煙すると 1.3 倍に死亡率が上昇する [19].

　また，心疾患死亡率でも同様に，男性で 1 日 1 箱以内の喫煙では約 1.5 倍，1 日 1 箱を超える喫煙では 2 倍以上であり，女性でも 1 日 1 箱以内の喫煙で約 1.6 倍の相対リスクになる [19]. 海外のデータであるが，タバコの本数が少ない場合の虚血性心疾患死亡率の相対リスクについても報告されている. そこでは 1 日のタバコの本数が 1〜4 本の場合，非喫煙者と比べて男性で 2.74 倍，女性で 2.94 倍であった [20]. もちろん，その本数が増えればさらにリスクは上がる（図 3）[20].

　一方で，禁煙すると虚血性心疾患死亡率や心疾患死亡率の相対リスクは非喫煙者と同様に 1.0 倍であった [19]. また，別の報告では急性心筋梗塞後 6 ヵ月〜3 年間での死亡率を調査したところ，発症後 6 ヵ月以内に禁煙すると 19.9％から 11.8％に低下していた [21]. 海外の冠動脈バイパス術後での 15 年間の追跡調査では，術後も喫煙続けることで心筋梗塞が 2.5 倍，再手術が 3.3 倍，狭心症が 2.0 倍，禁煙した人と比べてリスクが高くなる [22].

　しかし，禁煙を続けることで死亡率や心筋梗塞，再手術，狭心症のリスクは非喫煙者と同等になる [22]. ほかにも，近年増え続けている心不全患者に対する喫煙の影響について報告されている. 喫煙を続けることで左心機能低下患者は心不全増悪による入院や心筋梗塞，死亡リスクは上がるが，禁煙することでそのリスクは非喫煙者と同等ぐらいまで下がっている [23].

b. 心疾患患者への禁煙支援

　禁煙を勧めたくなる理由はこれだけではない. たとえば，急性心筋梗塞患者においてい

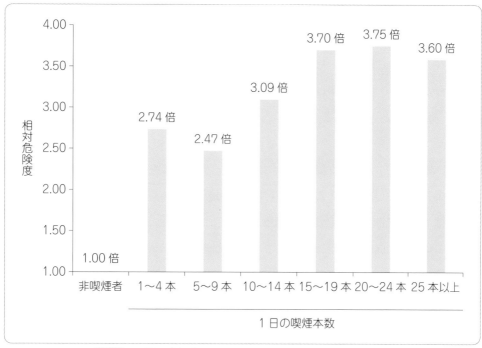

図3 1日の喫煙本数と虚血性心疾患の死亡リスク（男性）

（文献 20）より作成）

くつかの薬物治療が長期的な死亡率を低下させている．ACE 阻害薬では 23%[24]，β 遮断薬では 23%[25]，アスピリンでは 15%[26]，HMG-CoA 還元酵素阻害薬では 29%[27] の死亡リスクを下げている．一方，国内の報告で，急性心筋梗塞発作後に禁煙した患者は喫煙を続けた患者と比べて死亡率を 61%低下させている[28]．

　各々での報告であり一緒に比較できるものではないが，禁煙は内服治療と同等もしくはそれ以上の効果が期待できることが推測できる．つまり，禁煙なくして心疾患の治療はあり得ない．患者が病院，診療所に受診する目的は病気の治療を行うためである．治療の失敗は再入院や死亡にもつながる．服薬指導時に内服治療による効果が最大限に発揮されるように禁煙の声かけと支援も行うべきである．

c. 喫煙が心血管系に及ぼす影響・ニコチン補充療法との違い

　補足であるが，ニコチンは交感神経を亢進し，血管収縮や冠攣縮，不整脈の誘発，血小板凝集能の亢進による血栓形成を促進させ，心血管系に悪影響を与えている[29]．そのため，ニコチンパッチの添付文書上には「不安定狭心症，急性期の心筋梗塞（発症後 3 ヵ月以内），重篤な不整脈のある患者又は経皮的冠動脈形成術直後，冠動脈バイパス術直後の患者」が禁忌項目に該当し，このようなときの選択肢はバレニクリンになる．ちなみに，喫

煙すると血中ニコチン濃度は急激に上昇するが，ニコチンガムやニコチンパッチは喫煙の血中ニコチン濃度よりも低く，かつ，穏やかに上昇するため[30]，喫煙の選択肢は絶対にあり得ないことはご理解いただけるだろう．また，心疾患患者におけるニコチンパッチの使用は心血管イベントに影響しないことが報告されている[31]．

❸　脳卒中

2003 年 2 月 21 日に日本脳卒中協会は脳卒中予防の知識を普及するために「脳卒中予防十か条」を作成している．これは脳卒中の主要危険因子に対して注意喚起している．第 4 条には「予防にはたばこを止める意思を持て」とある[32]．脳卒中は主な死因別にみた死亡率では減少傾向であるが[18]，脳卒中の入院受療率はがんや心疾患よりも多く，75 歳以上の医療費が 1.0 兆円と高額である[33]．また，脳卒中は「寝たきり」と「65 歳以上の高齢者における要介護」の原因疾患第 1 位でもある[34]．健康寿命を維持するためには脳卒中の発症ならびに再発の予防のための禁煙の声かけは欠かせない．

a. 喫煙と脳卒中発症・死亡との関連

脳卒中は主に脳梗塞，脳出血，くも膜下出血に分けられる．

非喫煙者と比べて喫煙者は脳梗塞で 1.92 倍，脳出血で 1.01 倍，くも膜下出血で 2.93 倍の相対リスクがある[35]．なお，脳卒中全体の内訳は脳梗塞が 75.9%，脳出血が 18.5%，くも膜下出血が 5.6% であるため[36]，喫煙が影響する病型（脳梗塞，くも膜下出血）は脳卒中全体の 80% 以上である．

喫煙のリスクは本数が多くなるほど高くなるが（図 4），9 本以下でも非喫煙者と比べて 1.37 倍の相対リスクがある[35]．また，喫煙本数を 20 本から 1 本に減らしたとしても男性で 1.25 倍，女性で 1.31 倍の相対リスクがある[37]．

一方，禁煙することで 2 年後には脳卒中の発生率が低下し，5 年後には非喫煙者と同じレベルまでリスクが低下する[38]．つまり，本数を減らしたところでリスク回避はできないため，必ず完全禁煙を勧めなければならない．

脳卒中は再発率が 12% と高い疾患であり，高血圧，糖尿病，心房細動がリスク因子である[39]．禁煙は脳梗塞発症率を低下させるが，発症後の禁煙で再発率を低下させる十分なデータは存在しておらず，「脳卒中再発予防に禁煙を考慮しても良い（グレード C1）」となっている[40]．ただし，初発前に禁煙していることで喫煙者より再発リスクは低下させることができている[41]．

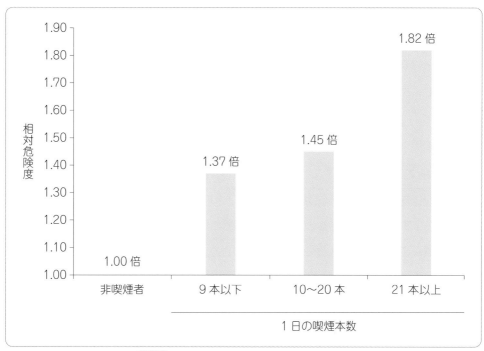

図4 1日の喫煙本数と脳卒中発症リスク

（文献37）より作成）

b. 脳卒中患者への禁煙支援

　リスク因子となる高血圧，糖尿病，心房細動の治療についても禁煙が重要である．さらに，アメリカの虚血性脳卒中予防ガイドラインでは，脳梗塞や一過性脳虚血発作に対して禁煙は再発予防につながると結論されている[42]．エビデンスは乏しいが，脳卒中予防効果のある禁煙は再発予防時にも患者に勧めるべきである．

　また，新たなタバコ関連疾患を発症するリスクは十分にあるため，禁煙の声かけをしないといった選択はしない．しかし，発症後も喫煙を続けている人は約21％（91人/431人）もいる[39]．

　健康のために禁煙をする人，禁煙指導を受けた人，口頭での注意をされた人もいるが，約35％（138人/398人）は禁煙について全くアドバイスされていなかった[39]．

　脳卒中発症後の喫煙を続ける予測因子には，男性，機能低下が軽い・なし，肉体労働者，独居者，ニコチン依存スコア高値，同一世帯内の喫煙者数，老年者うつスコア高値，発症前の喫煙本数が多いことがあげられる[43]．このような患者に対してはとくに，喫煙を続けていないか，再喫煙をしていないか，常に気にかけながら薬剤師は業務にあたる必要がある．

❹　抑うつ症状

　厚生労働省が 3 年ごとに全国の医療施設に対して行っている「患者調査」によると気分障害（双極性障害，うつ病，気分変調症，その他）の総患者数は平成 11 年（1999）度では 44.1 万人だったが，平成 26 年（2014）度では 111.6 万人と 15 年間で 2.5 倍に増加している[44]．抑うつに至るまでにはさまざまな要因が絡んでいると思われるが，ここでは喫煙による影響について焦点を当ててみた．

a. 喫煙と抑うつ症状との関連

　東京近郊に勤務もしくは在住する男女 2,770 人に対して行われた調査[45]によれば，抑うつ症状を呈する人は非喫煙者と比べて喫煙者でオッズ比は 1.65 と有意差が付いている．また，禁煙していればオッズ比が 1.10 と低下している．また，職場や家庭でタバコ煙にばく露されていない非喫煙者と比べると喫煙者でオッズ比 2.25〜2.53（有意差あり）であったが，禁煙することでオッズ比は 1.42〜1.55（有意差なし）に低下している．ただし，非喫煙者でもたまに職場や家庭で受動喫煙を受けることでオッズ比は 1.43〜1.63 に上がり，定期的に受動喫煙を受けることでオッズ比は 1.78〜2.09 とさらに上がる．なお，受動喫煙では「職場」もしくは「家庭あるいは職場」のどちらかで受動喫煙を受けることで有意差が付いている．

　抑うつ傾向の度合いを数値化する方法に Zung の自己評価式抑うつ尺度（self-rating depression scale：SDS）がある．SDS スコアが 38 以下で神経症が認められない患者は 12 週間の禁煙治療に成功しても SDS スコアに変化は認められなかった．一方で，SDS スコアが 39〜59 の神経症患者が禁煙することで SDS スコアを有意に低下させることができる（図 5）[46]．なお，SDS スコアの有意な低下は禁煙開始から 2 週目が顕著であったが，その後も SDS スコアは禁煙治療を続けていくことで低下傾向になる[46]．禁煙治療を行う際に SDS スコアが高いほど 12 週間後の禁煙達成率は低くなることが報告されている[47]．

b. 抑うつ患者への禁煙支援

　一般用医薬品の禁煙補助薬はうつ症状と診断されていると使用できない．うつ病患者は禁煙することで精神状態が不安定になる可能性があるため，薬剤師はかかりつけ医に受診勧奨を行い，精神科医にサポートされて禁煙治療を行っていただきたい[48]．

　また，抑うつ傾向のある神経症の患者も同様であり，精神科医に受診されていなくても禁煙外来を行っている病院，診療所に受診勧奨すべきである．

　2017 年 7 月に改訂されたバレニクリンの添付文書では，精神疾患患者への投与に関

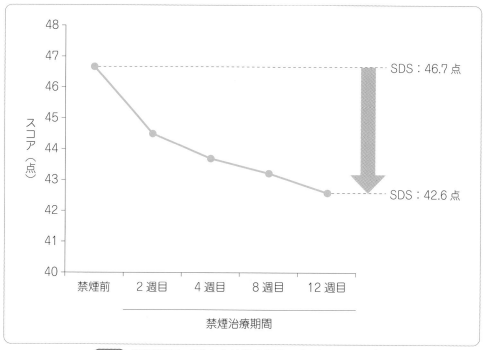

図5 禁煙治療に成功した神経症患者の SDS スコアの変化

（文献 46）より作成）

する警告が削除された．海外の大規模臨床試験において対象者の精神疾患の既往の有無に
かかわらず，バレニクリンは bupropion，ニコチンパッチ，プラセボのいずれにおいて
も精神神経系有害事象の発症率に有意な差は認められなかった[49]．その一方で，バレニ
クリンは bupropion，ニコチンパッチ，プラセボと比べて持続禁煙率は有意に高く，有
益性が確認された[49]．ただし，「重要な基本的注意」や「特定の背景を有する患者に関す
る注意」では精神疾患の悪化について記載されており，抑うつや不安などの変化には今後
も注意していく必要がある[50]．

Ⅱ　女性（妊婦・授乳婦）への対応

　国民健康・栄養調査によると 2016 年時点で男性の喫煙率は減少傾向であるが，女性
の喫煙率は増加傾向である[51]．喫煙は女性のライフサイクルに大きく影響するため，薬
剤師による声掛けで一人でも多くの女性喫煙者が禁煙に成功することが期待されてい
る[52]．

　とくに女性の人生にとって大きな転機となるのが妊娠と出産である．子どもを望んでも

なかなか妊娠できず，不妊治療をしているという女性については昨今よく耳にするように
なった．

① 喫煙と妊娠との関連

　喫煙していることで不妊症のリスクは非喫煙者と比べてオッズ比が 1.60 に上昇し，ま
た，1 年以上の受胎遅延のオッズ比は 1.42 まで上昇する（表 1）[53, 54]．つまり，子ども
を望むのであれば喫煙は避けなければならない．

　喫煙は妊娠後の母体と胎児にもリスクを及ぼす（表 1）[53, 54]．子宮外妊娠のオッズ比は

表 1　女性が喫煙で被るリスク（オッズ比）

妊娠への影響 [53)	
・不妊症	1.60
・1 年以上の受胎遅延	1.42
妊娠後の母体と胎児への影響 [54)	
・子宮外妊娠	1.3〜2.5
・胎盤早期剥離	1.4〜2.4
・自然流産	1.2〜3.4
・早産	1.2〜1.3
・周産期死亡	1.1〜1.6
・低体重出生	1.5〜3.6
出産後の子供への影響 [54)	
・睡眠時無呼吸	2.76
・乳幼児突然死症候群	1.5〜7.2
・脳室内出血	2.2
・斜視	1.8〜2.32
・急性リンパ性白血病	1.9〜2.07
・悪性リンパ腫	2.11〜2.3
・注意欠陥多動性障害	2〜2.75
・うつ病	1.43
・男子の暴力犯罪	2.0

（文献 53，54）より作成）

1.3〜2.5，胎盤早期剥離は 1.4〜2.4，自然流産は 1.2〜3.4，早産は 1.2〜1.3，周産期死亡は 1.1〜1.6，低体重出生は 1.5〜3.6 である[54]．ほかにもいろいろとリスクはあるが，リスクは胎児だけでなく，状況によっては母体の命まで奪ってしまうこともある．

　喫煙は出産後の子どもにもさまざまな障害のリスクがある（表1）．各疾患のオッズ比は睡眠時無呼吸が 2.76，乳幼児突然死症候群が 1.5〜7.2，脳室内出血が 2.2，斜視が 1.8〜2.32，急性リンパ性白血病が 1.9〜2.07，悪性リンパ腫が 2.11〜2.3，注意欠陥多動性障害が 2〜2.75，うつ病が 1.43，男子の暴力犯罪が 2.0 である[54]．また，喫煙しない妊婦から出産した子どもと比べて知能指数も低下することが報告されている[55]．

❷　喫煙が授乳婦へ及ぼす影響

　赤ちゃんにとって母乳は優れた栄養であり，また感染予防，身体的成長や精神的発達などにも正の影響を与えるため，医療者による母乳育児支援が行われている[56, 57]．プロラクチンを上昇させることで乳汁分泌を促し，オキシトシンを上昇させることで射乳反射しやすくさせる．しかし，ニコチンを体内に入れることでどちらも抑制させ母乳分泌に弊害を与えてしまう[58]．また，ニコチンは母乳に移行しやすく，血液と比べて母乳に約3倍濃縮される[59]．喫煙すると30分も経ることなくニコチンが母乳へ移行し，また，母乳から消失するには2時間以上経過しなければならない．

❸　女性（妊婦・授乳婦）への禁煙支援

　妊婦の喫煙率は 15〜19歳 34.2％，20〜24歳 18.9％と高く，25歳以上は 10％未満で若年妊婦ほどほかの年齢層と比べて極端に高くなっている[52]．ただ，2002年と 2006年の2回のどちらの調査でも妊娠している喫煙者の約80％は禁煙を望んでいた[60]．

　禁煙支援にニコチンパッチとニコチンガムは催奇形性とニコチンの乳汁中移行が報告されているため妊婦と授乳婦に対して禁忌である．そのため，薬局薬剤師は病院・診療所へ受診勧奨を行っていただきたい[48]．

　ただし，喫煙はニコチン代替療法以上のニコチン血中濃度が上昇し[30]，さらにタールなど多種の有害物質が含まれているため，それらを回避するために必要性についてインフォームドコンセントを行ったうえでニコチンパッチが処方されることはある．

　一方でバレニクリンの添付文書上では有益性投与となっている．オーストラリア医薬品評価委員会分類基準（ADEC-PC）ではカテゴリーB3 の「動物を用いた研究では胎児へ

の障害の発生が増えるという根拠が認められている．しかし，このことがヒトに関しても
つ意義ははっきりしていない」に該当している[61]．そのため，妊娠中の使用を積極的に
推奨することはできず，使用するのであればインフォームドコンセントは必要である．

　ゆえに，妊娠前には禁煙補助薬を使用して禁煙支援を行い，妊娠がわかれば早期にカウ
ンセリングのみでの禁煙支援や受診勧奨をすべきである．そして，喫煙状況を継続して確
認し必要であれば必ずアドバイスすることが大事である．

　また，受動喫煙も胎児や乳児にとってリスクである．妻が夫へ強く禁煙を勧めることで
夫の禁煙率も有意に上昇するため[62]，薬剤師はその後押しをしっかりできるように常に
準備をしておくべきである．

参考文献

1) Sakata R, et al: Impact of smoking on mortality and life expectancy in Japanese smokers: a prospective cohort study. BMJ, 345 : 1-12, 2012.

2) Bronnum-Hansen H, et al: Abstention from smoking extends life and compresses morbidity: a population based study of health expectancy among smokers and never smokers in Denmark. Tob Control, 10（3）:273-278, 2001.

3) 厚生労働省：平成 22 年度健康増進普及月間について．
https://www.mhlw.go.jp/bunya/kenkou/kenkou_zoushin22.html

4) 阿部眞弓：喫煙による健康障害と禁煙の効果：概論．日本臨牀, 71（3）: 406-415, 2013.

5) 厚生労働省：図表 1-2-8 糖尿病患者数の状況．平成 30 年版厚生労働省白書 —障害や病気などと向き合い，全ての人が活躍できる社会に—．
https://www.mhlw.go.jp/stf/wp/hakusyo/kousei/18/backdata/01-01-02-08.html

6) Pan A, et al: Relation of active, passive, and quitting smoking with incident diabetes: a meta-analysis and systematic review. Lancet Diabetes Endocrinol, 3（12）: 958-967, 2015.

7) Oba S, et al: Smoking cessation increases short-term risk of type 2 diabetes irrespective of weight gain: The Japan public health center-based prospective study. PLoS One, 7（2）: e17061, 2012.

8) Akter S, et al: Smoking, smoking cessation, and the risk of type 2 diabetes among Japanese adults: Japan Epidemiology Collaboration on Occupational Health study. PloS One, 10（7）: e0132166, 2015.

9) Hu Y, et al: Smoking Cessation, Weight Change, Type 2 Diabetes, and Mortality. N Engl J Med, 379（7）: 623-632, 2018.

10) Facchini FS, et al: Insulin resistance and cigarette smoking. Lancet, 339（8802）: 1128-1130, 1992.

11) 加濃正人（編）：タバコ病辞典 吸う人も吸わない人も危ない 第 1 版．第 9 章 内分泌，代謝，血液　甲状腺の病気，糖尿病，血液の病気など．実践社，埼玉，262-277, 2006.

12) Zevin S, et al: Drug interactions with tobacco smoking. An update. Clin Pharmacokinet, 36（6）: 425-438, 1999.

13) 日本糖尿病学会（編著）：糖尿病診療ガイドライン 2019，南江堂
http://www.jds.or.jp/modules/publication/index.php?content_id=4

14) Rawshani A, et al: Risk Factors, Mortality, and Cardiovascular Outcome in Patients with Type 2 Diabetes. N Engl J Med, 379（7）: 633-644, 2018.

15) Stenstrom U, et al: Smoking, blood glucose control, and locus of control beliefs in people with Type 1 diabetes mellitus. Diabetes Res Clin Pract, 50（2）: 103-107, 2000.

16) Eliasson B, et al: Smoking cessation improves insulin sensitivity in healthy middle-aged men. Eur J Clin Invest, 27（5）: 450-456, 1997.

17) Tonstad S, et al: Varenicline in smokers with diabetes: A pooled analysis of 15 randomized, placebo-

controlled studies of varenicline. Journal of Diabetes Investigation, 8 (1) : 93-100, 2017.

18) 厚生労働省：令和 2 年 (2020) 人口動態統計月報年計 (概数) の概況
https://www.mhlw.go.jp/toukei/saikin/hw/jinkou/geppo/nengai20/dl/gaikyouR2.pdf

19) 上島弘嗣：心・脳・末梢血管イベントにおけるリスクの違いを極める 各危険因子の違いからみる① 喫煙．Vascular Medicine, 3 (2) : 106-110, 2007.

20) Bjartveit K, et al: Health consequences of smoking 1-4 cigarettes per day. Tobacco Control, 14 (5) : 315-320, 2005.

21) Salonen JT: Stopping smoking and long-term mortality after acute myocardial infarction. Br Heat J, 43 (4) : 463-469, 1980.

22) Voors AA, et al: Smoking and Cardiac Events After Venous Coronary Bypass Surgery. Circulation, 93 (1) : 42-47, 1996.

23) Suskin N, et al: Relationship of Current and Past Smoking to Mortality and Morbidity in Patients with Left Ventricular Dysfunction. J Am Coll Cardiol, 37 (6) : 1677-1682, 2001.

24) Flather MD, et al: Long-term ACE-inhibitor therapy in patients with heart failure or left-ventricular dysfunction: a systematic overview of data from individual patients ACE-Inhibitor Myocardial Infraction Collaborative Group. Lancet, 355 (9215) : 1575-1581, 2000.

25) Freemantle N, et al: β Blockade after myocardial infarction: systematic review and meta regression analysis. BMJ, 318 (7200) : 1730-1737, 1999.

26) Antithrombotic Trialists' Collaboration: Collaborative meta-analysis of randomized trials of antiplatelet therapy for prevention of death, myocardial infarction, and stroke in high risk patients. BMJ, 324 (7329) : 71-86, 2002.

27) Pignone M, et al: Use of lipid lowering drugs for primary prevention of coronary heart disease: meta-analysis of randomised trials. BMJ, 321 (7267) : 1-5, 2000.

28) Kinjo K, et al: Impact of smoking status on long-term mortality in patients with acute myocardial infarction. Circ J, 69 (1) : 7-12, 2005.

29) 荒尾憲司郎ほか：新しい禁煙方法とタバコ．タバコと循環器疾患 ―心臓．成人病と生活習慣病，39 (9) : 1031-1035, 2009.

30) 相澤政明：Ⅱ禁煙の医学 3．薬局・薬店での禁煙指導・支援，A 薬の種類，副作用・相互作用．日本禁煙学会 (編)：禁煙学．第 4 版．南山堂，東京，152-156, 2019.

31) Joseph AM, et al: The safety of transdermal nicotine as an aid to smoking cessation in patients with cardiac disease. N Engl J Med, 335 (24) : 1792-1798, 1996.

32) 日本脳卒中協会：脳卒中予防十か条.
http://www.jsa-web.org/citizen/85.html

33) 磯 博康：循環器領域における抗血栓療法 2) わが国の疫学調査から見えてくる脳卒中の現実．日本内科学会雑誌，106 (9) : 1851-1857, 2017.

34) 新堂晃大ほか：糖尿病の神経学 revisited 糖尿病と脳梗塞，BRAIN and NERVE, 66 (2) :107-119, 2014.

35) Shinton R, et al: Meta-analysis of relation between cigarette smoking and stroke. BMJ, 298 (6676) : 789-794, 1989.

36) 脳心血管協議会：脳心血管病予防に関する包括的リスク管理チャート 2019 年版について．108 (5) : 1024-1074, 2019.

37) Hackshaw A, et al: Low cigarette consumption and risk of coronary heart disease and stroke: meta-analysis of 141 cohort studies in 55 study report. BMJ, 360: j5855, 2018.

38) Wolf PA, et al: Cigarette Smoking as a Risk Factor for Stroke the Framingham Study. JAMA, 259 (7) : 1025-1029, 1988.

39) 鈴木一夫：第 49 回日本老年医学会学術集会記録＜若手企画シンポジウムⅠ：地域高齢絵社の今：高齢者を対象とした疫学研究より＞ 3. 秋田研究：脳卒中の予後．日本老年医学会雑誌，45 (2) : 169-171, 2008.

40) 峰松一夫ほか：Ⅱ脳梗塞・TIA 3 脳梗塞慢性期 3-1 脳梗塞再発予防ほか (抗血小板療法，) 日本脳卒中学会 脳卒中ガイドライン委員 (編)：脳卒中治療ガイドライン 2009 第 1 版．協和企画，東京，94,

2015.

41）Kim J, et al: Baseline smoking status and the long-term risk of death of nonfatal vascular event in people with stroke, Stroke：a 10-year survival analysis. 43（12）: 3173-3178, 2012.

42）鈴木一夫：再発予防のための危険因子対策 喫煙．治療，91（11）: 2606-2610, 2009.

43）橋本洋一郎：I 喫煙の医学 2. 能動喫煙による疾患 脳血管障害．日本禁煙学会（編）：禁煙学 第 4 版．南山堂，東京，41-45, 2019.

44）中島 滋ほか：日本における精神疾患者数の推移と魚の摂取量の推移との関係．日本未病学会雑誌，26（3）: 16-20, 2020.

45）Nakata A, et al: Active and passive smoking and depression among Japanese workers. Prev Med, 46: 451-456, 2008.

46）Komiyama M, et al: Short-term Changes in Self-rating Depression Scale Scores after Smoking Cessation in Neurotic Patients. Intern Med, 60（8）: 1175-1181, 2021.

47）和田啓道ほか：初診時 SDS スコアは禁煙達成成否の強い独立決定因子である．禁煙科学，2（4）: 4-8, 2008.

48）齊藤百枝美ほか：II 禁煙の医学 3. 薬局・薬店での禁煙指導・支援，B 薬局・薬店での禁煙指導．日本禁煙学会（編）：禁煙学 第 4 版．南山堂，東京，156-162, 2019.

49）Anthenelli RM, et al: Neuropsychiatric safety and efficacy of varenicline, bupropion, and nicotine patch in smokers with and without psychiatric disorders（EAGLES）: a double-blind, randomized, placebo-controlled clinical trial. Lancet, 387（10037）: 2507-2520, 2016.

50）坪井貴嗣：I 喫煙の医学 2. 能動喫煙による疾患，N 認知症・精神疾患．日本禁煙学会（編）：禁煙学 第 4 版．南山堂，東京都，78-81, 2019.

51）西 信雄ほか：都道府県単位の平均寿命別にみた国民健康・栄養調査結果における生活習慣等の推移．日本循環器病予防学会誌，56（3）: 258-264, 2021.

52）繁田正子：喫煙リスク 禁煙が必要な理由 2 成人女性．薬局，60（5）: 2340-2346, 2009.

53）Augood C, et al: Smoking and female infertility: a systematic review and meta-analysis. Hum Reprod, 13（6）: 1532-1539, 1998.

54）加治正行：子ども，女性の喫煙リスク．呼吸，25（8）: 765-771, 2006.

55）Butler NR, et al: Smoking in pregnancy and subsequent child development. Br Med J, 4（5892）: 573-575, 1973.

56）依田 卓：母乳育児はなぜ大切なのか ～母乳育児の大切さ．日本母乳哺育学会雑誌，13（2）: 155-159, 2019.

57）堀内 勁：母乳育児と親子の関係性の危機．日本母乳哺育学会雑誌，14（1）: 117-125, 2020.

58）金森京子ほか：喫煙妊婦の初乳中ニコチン濃度に関する検討．人間看護学研究，6: 17-26, 2008.

59）Dahlström A, et al: Nicotine and cotinine concentrations in the nursing mother and her infant. Acta Paediatr Scand, 79（2）: 142-147,1990.

60）大井田 隆ほか：わが国における妊婦の喫煙状況．日本公衛誌，54（2）:115-121, 2007.

61）山下 健：II 禁煙の医学 4. 医療機関での禁煙指導・支援，J 妊婦に対する禁煙支援．日本禁煙学会（編）：禁煙学 第 4 版．南山堂，東京，203-207, 2019.

62）纐纈朋弥ほか：妊娠判明後のパートナーの喫煙行動の変化と関連要因．日本公衛誌，60（4）: 212-221, 2013.

（堀田栄治）

Ⅲ 未成年者，若年者への対応

　通常，未成年喫煙者への禁煙支援は，薬局における禁煙相談はほとんどなく，保護者と一緒にニコチン依存症として禁煙外来による治療が多くを占めるものと思われる．そのため，ここでは，当薬局の未成年者に対する禁煙外来でのサポートならびに喫煙者・非喫煙者（若年者）に対しての情報提供の取り組みに関する事例を紹介する．

❶ 未成年者への禁煙サポート

　当時未成年者は医療用禁煙補助薬の適用外であったため，医療機関からの依頼にてOTCを用いた禁煙治療を，医療機関と当薬局の共同で開始した．

症例

【患者背景】
18歳・女性・更生施設入所・喫煙本数10本／日・喫煙年数3年

【方法】
ニコチンパッチ（OTC）短期間使用での完全禁煙を地域連携で支援した．

【経過】
　高校にて患者の喫煙がみつかり，翌日に施設職員と医療機関を受診した．受診時の呼気一酸化炭素濃度は1ppm．

　医療機関よりニコチンパッチ（OTC）を使用して治療する旨の相談があり，医師の管理のもと，当薬局において禁煙支援を行うことにした（※受診当時，未成年は医療保険治療の適用対象外）．

　医療機関で禁煙指導を受けた後に来局した患者に対して，

　　・医師の指導内容の理解度を確認．

　　・喫煙原因（なぜ美味しくないタバコを吸ってしまうようになったのか？ など）に対する指導．

　　・ニコチネルパッチ20（7日分）の購入を勧める．

　　・薬効・用法・副作用の説明を行う．

禁煙治療開始後5日目

　　・パッチ貼付部位にかゆみが発現．医療機関を受診しステロイド外用剤（ジフルコルトロン吉草酸エステルクリーム0.1％）が処方された．

・この時点では，喫煙欲求はまだ取れておらず，他人の喫煙をみると喫煙欲求が強く出るとのこと．

・禁煙は継続できている．

禁煙治療開始後 8 日目

・喫煙欲求が低下したことから，医療機関の指示によりニコチネルパッチ 10 に減量し 7 日分の包装を購入していただく．

禁煙治療開始後 13 日目

・喫煙欲求が完全に取り除かれたとのこと．医療機関からの指示により，残薬使用後，禁煙治療を終了する．

・学校の先生がタバコを吸っている姿をみかけると「先生，タバコは体によくないからやめないかんよ」と自ら禁煙推進活動を行うほど，患者のタバコに対する認識の変化が認められた．

その後の対応

・薬局薬剤師は患者と長期に渡る関係構築が望ましいと考え，禁煙治療終了後も通学の際に当薬局に立ち寄ってもらい，禁煙継続状況を報告してもらうように相談した．患者からは「わかった．顔出しするね」と快諾していただけた．その後，卒業までの〇ヵ月間に〇回程度来局し，「禁煙できているよ」と笑顔で報告され卒業された．

【考察】

　この症例は，学校・更生施設・クリニック・薬局の連携により 2 週間といった短期間で完全禁煙に導くことができた．

❷ 未成年者・若年喫煙者に対する禁煙補助薬使用のポイント

OTC でのニコチンパッチ使用方法

　ニコチネルパッチ 20 を起床時から就寝前まで貼付し 6 週間使用．その後ニコチネルパッチ 10 を 2 週間貼付．6 週間を過ぎた時点で禁煙を継続する意志が強く，禁煙を続けられる自信がある場合は 6 週間の使用で終了しても差し支えはない．

OTC でのニコチンガムの使用方法

　タバコを吸いたいと思ったときに 1 回 1 個をゆっくりと間を置きながら，30〜60 分間かけて噛む．

　1 日の使用総個数は，24 個を超えないこと．禁煙に慣れてきたら 1 週間ごとに 1 日使

用数を 1〜2 個ずつ減らし 1 日の使用量が 1〜2 個になった段階で使用をやめる．最大の使用期間は 3 ヵ月をめどとする（「II 薬局・薬店で行う禁煙支援」の項も参照 p.54）．

❸ 未成年・若年者に対するタバコの有害性に関する情報提供

未成年者に対する薬剤師の禁煙推進活動は，学校薬剤師などの業務において，薬物乱用防止教育の一環として，ゲートウェイドラッグとしてのタバコの有害性に関する講話がほとんどだと思われる．

愛媛県の当地区では，医師会・歯科医師会・薬剤師会・行政などと共同で 2010 年 5 月から世界禁煙デーイベントを開催し，幼稚園児から高齢者まで幅広い年齢層の住民が参加している．イベントではタバコの有害性に関する情報配信や講演を行っており，イベント開始前の時間を利用して，各医療団体でタバコの有害性に関する相談コーナーや肺年齢測定コーナー，薬物乱用防止コーナーを設け，2010 年から世界禁煙デーに合わせて開催し 1 イベントで約 700 人の来場者・スタッフへの情報配信を行っている．

a. イベント実施による副次的なメリット

参加された芸人の方が禁煙し，その後禁煙を継続されている方，あるいはラジオ番組において本イベントに参加した際のタバコの有害性の話をし，番組配信中に禁煙宣言した方もいた．若年者を含む一般市民の方がスタッフとして参加してタバコの有害性について学び，イベント後には情報提供者としてタバコの有害性に関して日常生活のなかで，周囲の方に啓発していただいている．

「禁煙をすすめるのは難しい」，「何を話したらよいかわからない」ではなく，末永く地域の方々の笑顔を見続ける為に「タバコ吸われるんですか」の一言から始めてみてはどうだろう．以前は，「タバコやめませんか」の一言からであったが，「やめませんか」と指導すると口を閉ざしてしまいクローズクエスチョンになってしまい話を継続することができないケースに多く遭遇した．そこでできるだけオープンクエスチョンをと思い「タバコ吸われるんですか」に変更したところ変更する前と違い話がつながり，タバコに関しての考え方がわかり，介入しやすくなった．

今後，コミュニティファーマシーとして日頃から喫煙に対する情報配信は必要ではないだろうか．そして，地域からのぞまれる薬剤師になろう．

（村山勝志）

4 ドロップアウト防止策

Ⅰ｜離脱症状への対処法

　禁煙を禁煙外来や薬局での禁煙サポートでスタートされた方の場合，自分の意思で禁煙を開始している方が多いので，志は高い．禁煙補助薬の使用により，ニコチン離脱症状は軽減されるが，長期間に形成されたニコチン依存と喫煙習慣は，一朝一夕に変えられるものではない．そこで，離脱症状への対処法について，事例を交えて紹介する．

❶「口寂しさ」への対処法

　禁煙中の方から一番よく聞く離脱症状は「口寂しさ」である．タバコを吸っていたタイミングで，「何かを口にくわえたい」という気持ちは，喫煙年数が短い人にでも起こり得る．

a. 飴・タブレット・ガム

　口寂しさを解消する一般的な方法である．飴とタブレットは，口に入れて溶けるまでの時間が，タバコ1本分の喫煙時間（約3～5分程度）と同じであるため，リフレッシュに適している．ガムについても，味がなくなるまでの時間が喫煙時間と同じであり，噛み終わりを自身で決められることに利点がある．ただし，いずれも摂取カロリーの観点から，シュガーレスの製品がよい．薬局・薬店であれば，販売できるおすすめの商品を店頭に何種類か用意しておくと，紹介しやすい．

b. 氷

　暖かい季節には，氷も有効である．口に入れて溶けるまでの時間は，飴やタブレットなどと同様に丁度タバコ1本を吸う時間に近いこと，また氷の冷たさとガリガリとした食感は，リラックスするのに最適と思われる．水筒に氷を詰めて携行すれば，外出先や職場でも氷を口に含むことができる．

c. 禁煙パイポ®

　1980年代からタバコの代替商品として発売されており，口寂しさへの対策として利用できる．ただし，タバコを思い出し再喫煙につながる方もいるので，注意が必要である．また近年，電子タイプが発売されたが，そちらはお勧めしない（Ⅱ参照）．

d. その他

　当院の患者のなかで，シナモンスティックを購入し「タバコを吸いたくなったらシナモンスティックをかじる」方がいた．「1日でちょうど1本を使用できるし，何より持った感じがタバコに近く，禁煙している優越感に浸れる」とのことだった．

　ほかにも歯を磨く，うがいをするといった代償行動も再喫煙防止法としてよく知られている．

❷ 「タバコ1本吸う時間」への対処法

a. 3分間ストレッチ

　タバコ1本の喫煙時間に合わせた3分間ストレッチもよいだろう．動画サイトを用いて，上半身のみ，下半身のみ，全身ストレッチなど，初級者用から上級者用まで，さまざまな動画が紹介されているので，患者自身に合うものをみつけてもらう．禁煙支援者である薬剤師が，お勧めの動画を探しておいて紹介するのも喜ばれる．ほかにも軽い運動や散歩などの気分転換が禁煙による離脱症状の軽減に有効であることが知られている．

b. 深呼吸

　喫煙は「吸って吐く」動作のため，喫煙欲求時に大きく深呼吸をする方法も有効と思われる．深呼吸は，ヨガや太極拳などの運動でも取り入れられており，呼吸を整えることにより，高いリラックス効果が得られることを利用し，喫煙欲求に対処する．

c. 読書や漫画

　試聴時間を3〜5分に決めて，好きなソーシャルネットワーキングサービス（SNS）や動画サイトを観ることも一手であるが，スマートフォン使用の依存度を高めることにつながるため，とくに若年層については紙媒体によるものを勧めたい．

d. 禁煙アプリや製薬会社資材

　現在さまざまな種類が無料で50種類以上提供されているため，患者自身の使いやすいアプリを選ぶことが可能である．

　筆者は，禁煙外来で「禁煙カウンター」という無料のアプリを10年以上使用している．このアプリはタバコの銘柄と1日の喫煙本数，禁煙開始日時を入力すると，禁煙を継続した日までを禁煙実績として，「吸わずに済んだタバコの本数」，「タバコ購入費を節約できた金額」，「禁煙により延伸した寿命」，「禁煙により節約できた時間の余裕」など，前向きな数値を提示する．また，プログラムからの励ましメッセージも入ることから，「タバコを吸いたくなったときに，このアプリを開くと，挫けそうな気持ちを立て直してくれる」

と，患者から好評である．

　医療用の禁煙治療薬を使用している場合，製薬会社が作成した禁煙手帳や禁煙治療を支援するLINE公式サイト（バレンクリン用），禁煙ガイドブック（ニコチンパッチ用，図1・2）を利用できる．LINEでは通院予定と服薬記録のお知らせ機能や，タバコを吸いたくなったときに対処法が確認できることで，再喫煙を防止する．禁煙ガイドブックでは，禁煙カレンダーを記入することで，自身の努力の軌跡を意識できる．

e. 音楽

　患者自身が好きな曲や，自分への応援ソングを1曲決めておき，喫煙欲求時にイヤホ

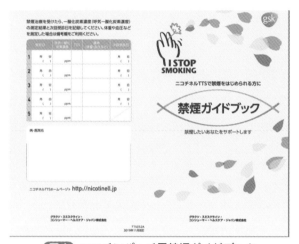

図1　ニコチンパッチ用禁煙ガイドブック
（グラクソ・スミスクライン・コンシューマー・ヘルスケア・ジャパン株式会社ホームページより転載）

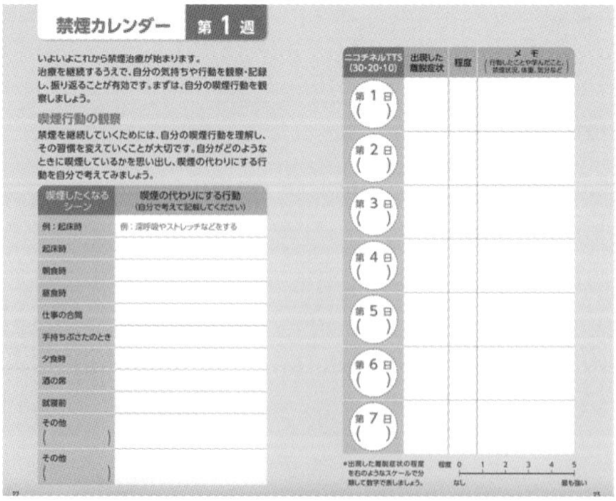

図2　ガイドブック内の禁煙カレンダー
（グラクソ・スミスクライン・コンシューマー・ヘルスケア・ジャパン株式会社ホームページより転載）

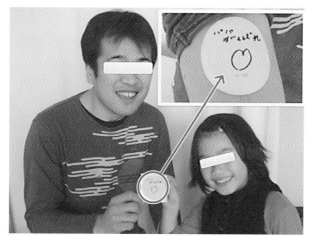

図3 ニコチンパッチに応援メッセージ

ンを用いて周囲の雑音を遮った状態で音楽を聴くことが，禁煙を継続するうえでの励みになるため，お薦めしたい．

❸ 「禁煙補助薬使用者」への対処法

a. ニコチンパッチ

　患者のなかには，喫煙欲求時に，貼付部を手で温めて「いま，これで禁煙している．ここから必要量のニコチンは体に入っており，治療は有効である」と認知行動療法を利用することにより，落ち着く方もいた．また，パッチに禁煙応援メッセージを書くという独自の離脱症状対処法もある．メッセージは，本人のほか，親，配偶者，子どもなどの家族や，職場の仲間に書いてもらうのもよいだろう．当院の患者の一人は，娘に毎日応援メッセージを書いてもらっていた．タバコを吸いたくなったら，娘の「パパがんばれ♡」の文字をみて，再喫煙の欲求を抑え，無事に禁煙成功に至ったことはいうまでもない．身近な人の応援は，禁煙継続の何よりの力になる．患者からのリクエストがあれば，パッチにメッセージを書くことを大いに推奨する（図3）．

Ⅱ　電子タバコ・加熱式タバコへの対処法

　喫煙者あるいは禁煙希望者から，禁煙補助具として使用してもよいか，という質問をよく受ける．WHO は，「電子タバコは健康に有害」と結論づけている[1]．電子タバコの使用やタバコ煙のばく露による長期的な健康影響についてはまだ不明であること，また加熱

式タバコにおいても，そのエアロゾルにはニコチンのほかにも発がん性物質が含まれており，本人だけでなく，副流煙の影響による非喫煙者への健康影響も危惧されている[2]．以上を踏まえ，わが国ではニコチン供給型ではない電子タバコが販売されているが，ニコチン供給型と同様に電子タバコは禁煙補助具にはならない．

Ⅲ　体重増加への対処法

「禁煙すると太るから禁煙したくない」は，禁煙を勧めたときに患者から聞くことが多い言葉である．しかし実際には，当院の禁煙外来で禁煙された 1,000 人を超える患者のうち，8kg 以上の体重増加を認めた人はいない．むしろ，3ヵ月の禁煙外来期間中に，禁煙できたことで自信がつき，健康志向に転じ，ダイエットに挑戦したり，スポーツを始めたりする方が多い．

禁煙治療薬を使用した場合には，その副作用である消化器症状[3,4]により食欲が抑制されることもある．患者の健康管理の観点から，体重の増減について薬剤師は注意を払う必要がある．

体重増加の主な原因は，口寂しさにより間食が増えることから，「口寂しさ」への対処法と同様に飴，タブレット，ガム，氷などを口に入れることが有効である．

① 食品

a. 酢昆布

食物繊維やカルシウムが豊富なため[5]，1 日 1 箱程度であれば摂取をお勧めできる．

b. こんにゃく菓子

ゼリータイプ，こんにゃくタイプ，飲料タイプなどがあり，味の種類も豊富である．満腹感がある一方でカロリーは低く，禁煙時の食欲増進に際しては，患者の強い味方となる．

c. 豆乳

腹持ちがよいので，飲み会の前に豆乳を飲んで参加することにより，飲み過ぎや食べ過ぎを防止することができる．

d. 麦ご飯や雑穀ご飯

禁煙後，喫煙による味覚・嗅覚障害が改善され，炊き立てのご飯，お味噌汁，おかずの香りも楽しめるようになると，食欲は増進する．血糖値の急激な上昇を防止するために，主食が白米の場合は，麦ご飯や雑穀ご飯に変更するとよい．現在は薬局で販売できるもち

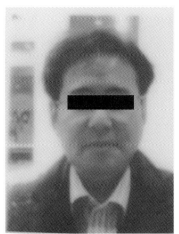 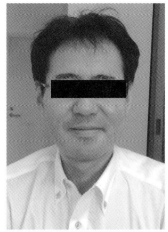

禁煙開始直後　　　　　　　　　　禁煙3ヵ月後

図 4 禁煙開始後に減量も成功

麦もあるので，検討してもよい．

② 運動

　当院の患者で，禁煙をきっかけにスポーツジムに入り，禁煙終了時にはスリムになった
例もある（図 4）．散歩やジョギング，テレビゲームでするフィットネスも効果的である．
「運動するぞ！」と意気込まず，日常生活においてカロリーを消費できる機会は多い．た
とえば，意識して 4 階までは階段を使用し，階段使用時の息上がりがなくなれば，禁煙
の励みにもなる．ほかにも，キッチンで調理中にかかとを上げ下げする運動を加えるだけ
でも，ストレッチとカロリーの消費が可能となる．

③ 計るだけダイエット

　禁煙実行中，比較的ストレスを低減しながら減量可能な方法と言える[6]．朝夕，決まっ
た時間に体重を計る[注1]だけで，自身の体重を意識することから痩せることへのやる気を
引き出す方法である．著者本人も，この方法を用いてダイエットに成功しており，説得力
がある．出版社のホームページから，ダイエットシートと食事のカロリーをカードにした
「おたすけ 100kcal カード」を無料でダウンロード可能であり，患者支援に活用できる[7]．

注1：通常，体重は「量る」と書くが，「計るだけダイエット」の場合，簡単にできるイメージを大切にし
　　　たいということで「計」を使用している．

Ⅳ　再喫煙の原因と対策

　せっかく禁煙をスタートした，あるいは禁煙を継続・成功していても，再喫煙する・しそうになる症例にしばしば遭遇する．そのときに，われわれ薬剤師が提案できる対策について，原因別に以下記載する．

❶　飲酒を伴う会合

　再喫煙の原因として最も多いのは，お酒の席である．当院でも，再喫煙の理由第 1 位は「お酒の席」である．お酒が入ると，気持ちが緩んで冷静な判断が難しくなり，「いまなら吸ってもいいかな」，「1 本くらいなら」と思ってしまいがちである．禁煙外来や薬局での禁煙治療中の 2〜3ヵ月間程度は，喫煙者との飲み会はできるだけ避けてもらう．それが難しい場合は，両隣と目の前はタバコを吸わない人に座ってもらうことをお勧めしたい．手が届く範囲に喫煙者がいなければ，もらいタバコを避けることができる．

❷　大きなストレスを感じたときや不安になったとき

　大切な人の死や転勤をきっかけとした再喫煙も多い．しかし，タバコを吸わない人にも，大きなストレスや不安を感じるときはあるため，患者には周囲の非喫煙者に対してどのような対処をしているのか，聞いてみることをアドバイスする．禁煙支援者として，薬剤師自身のストレス解消法を伝えるのもよい．ちなみに，筆者のストレス解消法は，歌うこと，泳ぐこと，フィットネス型のテレビゲームをすることである．

❸　不意にタバコを吸いたくなったとき

a. 薬剤師は患者がもつ禁煙の動機を再度引き出すこと

　筆者が禁煙支援を行った患者のなかで，「とりあえず，いまはやめておこう．」と思うことで，7 年間禁煙を継続している方がいる．「とりあえず，いまは」この気持ちが大切であることを伝える．禁煙継続は長い道のりだが，一瞬一瞬の積み重ねであること，また，日々の禁煙に対するモチベーションを保つために，一歩先だけをみることを患者に意識させる．なぜ禁煙を始めたのか，患者へその動機を思い出させることも一手である．「体調を取り戻したい」，「結婚するから」，「子どもが欲しい」，「生まれてくる子どものために」，「孫と，口臭を気にせずに思いっきり遊びたい」，「お金を貯めたい」，「出世したい」など，患者が禁煙を開始した理由はさまざまである．その 1 本は，いままでの努力とその夢を

覆すに見合うものなのか？　患者に考えてもらうようにする.

b. 購入予定のタバコ代を貯金してもらうこと

　タバコ1箱24本入り580円で計算すると，1年のタバコ代は211,700円にもなる.
旅行に行く，最新のテレビを買う，ドラム式洗濯機を買う，洋服を思いっきり買う，趣味
に使う，など，1年禁煙を継続したときにタバコ代21万円分の貯金を使って自分にご褒
美する，と決めておくと禁煙継続の励みになる.　短期間の禁煙貯金でも有効である.　たと
えば1週間の禁煙により，前述のタバコ代では4,060円になる.　ご馳走を食べる，飲み
に行く，映画館や美術館に行くなど「今週のご褒美」として，毎週楽しみがあることも，
禁煙のモチベーションアップにつながる.

❹　禁煙治療成功者に対する再喫煙防止対策：卒煙式と禁煙認定証

　禁煙外来では3ヵ月間，薬局での禁煙支援は2ヵ月程度で禁煙サポートは一区切りとな
るが，その時点で禁煙を継続できていた場合，当院では患者へ「禁煙認定証」を差し上げ
ている（図5）.　実際には，「卒煙式」を行い，禁煙認定証を読み上げ，記念品として貯金
箱を贈呈している（図6，7）.「大人になり，表彰されることはなかったので嬉しい！」
と照れ臭そうに認定証を受け取る患者が喜ぶ様子をみると，われわれスタッフも感激する.
この認定証を家族や同僚に自慢し，どこかに飾り，再喫煙の防止に役立ててくれている患
者は多い.　病院や診療所，薬局でも，禁煙サポート終了時には「禁煙認定証」や「卒煙式」
をぜひ実施していただきたい.

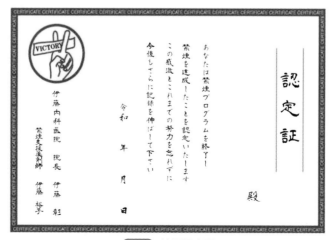

図5　禁煙認定証

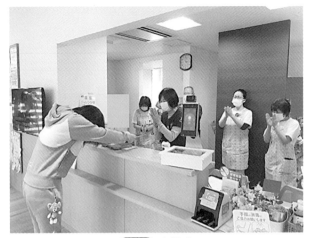

図6 卒煙式

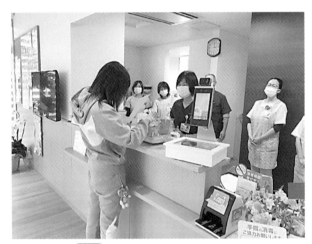

図7 記念品の貯金箱を選ぶ患者

参考文献

1）日本 WHO 協会：電子たばこは健康に有害．2020．
　　https://japan-who.or.jp/news-releases/electronic-nicotine-delivery-systems/
2）World Health Organization：E-cigarettes are harmful to health. 2020.
　　https://www.who.int/news/item/05-02-2020-e-cigarettes-are-harmful-to-health
3）ニコチネル TTS 30，ニコチネル TTS 20，ニコチネル TTS 10，添付文書，使用上の注意，4．副作用
4）チャンピックス®錠 0.5mg　チャンピックス錠 1mg　添付文書，使用上の注意，4．副作用
5）中野物産：酢こんぶ．
　　https://www.nakanobussan.co.jp/products/miyako/n10.html
6）北折 一（著）：「死なないぞダイエット」最終版．KADOKAWA/ メディアファクトリー，東京，2009．
7）KADOKAWA：やせるぞ応援アイテム！ダイエットシート &100kcal カード．
　　https://promo.kadokawa.co.jp/final-diet/

（伊藤裕子）

5 禁煙支援に役立つ面接技術・態度

I 動機づけ面接とは？

　禁煙に限らず，患者がなかなか行動を変えられないとき，医療者が一方的に説得や安易なアドバイスをすると，逆にタバコをやめたくないという患者の気持ちを強め，変化から遠ざかることが少なくない．そのような場合，患者は変化に対して両価性を抱えていることが多い．両価性とは，人が1つの事柄に対して相反する双方の気持ちをもっていて，たとえば「タバコをやめたいけどやめられない」，というような気持ちであり，どんな人でも当たり前にもっている．両価性を抱える人に対して有効なのは，十分な傾聴と共感をしながら相手の話に耳を傾け，相手の真に望む方向を患者と一緒に探し，導くことである．そのようなときに役立つアプローチとして動機づけ面接がある．

　動機づけ面接（Motivational Interviewing：MI）とは，患者の話に受容的かつ共感的な応答を行いながら，患者の行動変容を促す協働的な会話の方法である．MIは禁煙やダイエット，治療アドヒアランスなどさまざまな分野[1~6]でその有効性が示唆されている．

　MIはやる気（動機）がない人や低い人にも使用でき，患者との関係性を悪化させにくく，薬剤師業務においても大いに役立つ面接法の1つと思われる（図1）．

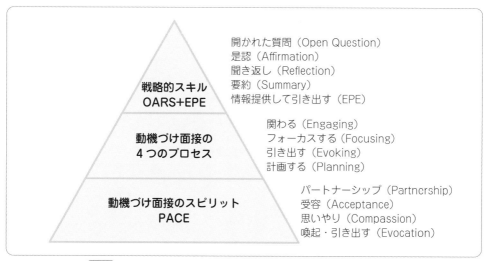

戦略的スキル
OARS＋EPE
- 開かれた質問（Open Question）
- 是認（Affirmation）
- 聞き返し（Reflection）
- 要約（Summary）
- 情報提供して引き出す（EPE）

動機づけ面接の
4つのプロセス
- 関わる（Engaging）
- フォーカスする（Focusing）
- 引き出す（Evoking）
- 計画する（Planning）

動機づけ面接のスピリット
PACE
- パートナーシップ（Partnership）
- 受容（Acceptance）
- 思いやり（Compassion）
- 喚起・引き出す（Evocation）

図1 動機づけ面接（Motivational Interviewing：MI）とは

（文献7）より）

① 動機づけ面接における重要なキーワード

a. 間違い指摘反射

　人は間違ったことをいわれると反射的に正したくなる．治療者は，患者が誤ったことをいうと，よかれと思ってその間違いを指摘したり，矛盾を直面化させたり，正論で説き伏せる傾向がある．この反応を間違い指摘反射と呼ぶ．治療者が間違い指摘反射を起こすと，患者は防衛的反応を引き起こし，行動変容から遠ざかることが多く，場合によっては，治療者と患者の関係性を悪化させることもある．患者の話を傾聴するためには，治療者が間違い指摘反射を抑える必要がある．

b. チェンジトークと維持トーク

　チェンジトークとは患者の変化へ向かう，向かおうとすることがうかがえる発言であり，変わりたい気持ちの表明である（表1）．

　維持トークは，患者が面接のなかで発する現状維持にとどまろうとする言葉であり，MI では維持トークの発言量が自然に少なくなるのが理想的である．

　MI の実践では，患者の話を傾聴し共感しながら，維持トークを弱め，チェンジトークを引き出し強化することで，両価性のバランスを変化させ，行動変容へ導くことが基本的な戦略となる．

② 動機づけ面接のスピリット：PACE

　MI を円滑に進めていくためには，治療者は MI に必要な基本的態度（スピリット）を身に着ける必要がある．MI スピリットには，Partnership（パートナーシップ）・Acceptance（受容）・Compassion（思いやり），Evocation（喚起・引き出す）という 4 つの要素があり，その頭文字をとって PACE と呼ばれている．

a. Partnership（パートナーシップ）

　治療者は患者と一緒に協働して問題解決にあたる．

表1　チェンジトークと維持トークの例

チェンジトーク	維持トーク
「タバコをやめたいと思っています」 「タバコのせいで咳が続くのかもしれません……」 「がんにはなりたくない」 「長生きして孫の世話がしたいです」	「タバコはストレス解消になるので，やめるのきついです」 「タバコがないと職場での交流とか情報収集ができないので，やめられないです」 「いまが楽しかったらいい」 「早死にしてもいい」

b. Acceptance（受容）

患者には行動や能力などと無関係の絶対的な価値がある存在として尊重すること，正確な共感を伝えるように努めること，患者の自立性を援助すること，患者を強みや努力などを是認することといった 4 つの側面がある．

c. Compassion（思いやり）

治療者は患者の福利向上を第一とする．

d. Evocation（喚起・引き出す）

行動変容のための動機や力は，患者のそれぞれのなかにすでに眠っており，治療者が押しつけたりするのではなく，治療者は患者が本来もっている内的な動機やエンパワーメントを引き出す．

❸ 動機づけ面接の中核的スキル：OARS

MI を効果的な面接にするために根本的に必要なものは傾聴と共感のスキルである．MI では，患者の話を傾聴し，治療者が共感的理解を伝えるために OARS（オールズ）というスキルがある．OARS とは 4 つのスキル Open Question（開かれた質問），Affirmation（是認），Reflection（聞き返し），Summary（要約）の頭文字をとったものである．MI では基本的に OARS を用いて患者の話を聴く．

a. Open Question（開かれた質問）

「はい」，「いいえ」で答えられない質問のこと．

b. Affirmation（是認）

相手のポジティブな行動，特徴，強みや努力に気づいて素直に伝えること．治療者の患者への肯定的関心（相手を人として尊重する姿勢）を伝えることができる．これは褒めることや賞賛とは厳密には違い，相手への理解と根拠を伴わないものは是認ではない．単純な是認と複雑な是認の 2 種類ある．単純な是認はすぐに使うことができるが，連用すると患者に不誠実な印象を与えかねない一方，複雑な是認を使うためには患者についてよく知り，十分に理解しておく必要がある．

単純な是認

患者が何かをやったこと，いったことに対するポジティブなコメント．

例）「タバコの本数が減るようにがんばってこられたのですね」

「健康に気を使っていらっしゃるのですね」

「悪天候のなか，来ていただきありがとうございます」

複雑な是認

患者自身の本来もっているずっと変わらないよいところ（内的な性質）に対し，面接者が尊敬したり感謝したりすることについてのコメント．

例）「○○さんは本当に粘り強い人だ」

「○○さんの周りの人へ思いやりが，禁煙を続けさせるのですね」

c. Reflection（聞き返し）

動機づけ面接における最重要スキル．聞き返しは，相手の言葉をそのまま，または発言の背景にある考えや感情を言葉にして返す．聞き返しには単純な聞き返しと，複雑な聞き返しの二種類ある．聞き返しを行うときには，相手が責められているように感じさせないため語尾を下げ，つぶやくように返し，相手の考えていることを確認していく（図2）．

単純な聞き返し

いわゆるオウム返し．相手の発言を繰り返したり，別の言い方で返す．

複雑な聞き返し

相手の発言の背景にある考えや感情を推測し聞き返すことで，意味や感情を明確にしていく．通常 MI ではこの複雑な聞き返しを使って相手に共感的理解を伝える．

d. Summary（要約）

面接のなかで，患者が語ったことや，患者の合意がとれた複数の聞き返しを箇条書きのようにまとめて返す．

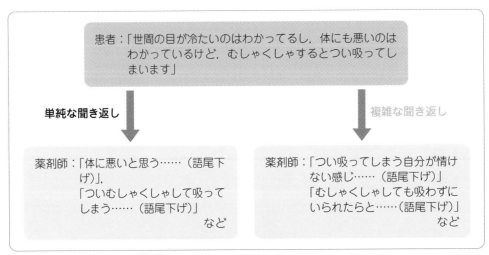

患者：「世間の目が冷たいのはわかってるし，体にも悪いのはわかっているけど，むしゃくしゃするとつい吸ってしまいます」

単純な聞き返し

薬剤師：「体に悪いと思う……（語尾下げ）」，
「ついむしゃくしゃして吸ってしまう……（語尾下げ）」
など

複雑な聞き返し

薬剤師：「つい吸ってしまう自分が情けない感じ……（語尾下げ）」
「むしゃくしゃしても吸わずにいられたらと……（語尾下げ）」
など

図2 単純な聞き返しと複雑な聞き返しの例

④ 情報提供のやり方

両価性で迷っている人にとって許可のない情報提供や助言は余計なお世話になりやすい. MI では患者に情報提供を行うのは，患者が自分から情報や助言を求めたとき，もしくは患者の許可が得られたときである．さらに MI での効果的な情報提供の方法として EPE（Elicit-Provide-Elicit）がある.

a. Elicit（引き出し）

既存の知識や興味・関心を探り，許可をとる.

例）「～について知っていることを教えていただけますか？ もしよろしければ～についてお伝えしてもいいですか？」

b. Provide（与え）

最も知りたい情報，知る必要がある情報に焦点を当て簡潔に明瞭に伝える．押しつけない.

c. Elicit（引き出す）

情報提供に対する患者の解釈，理解をたずねる.

例）「いまの話をきいてどう思いました？」

⑤ 動機づけ面接のプロセス

MI は PACE と OARS を用いながら，一般的に 4 つのプロセスを経て行われることが望ましいといわれている．それぞれのプロセスのなかで面接の細かい目的が変わってくる.

a. Engaging（関わる）

主に患者とのよい関係性を構築し，面接そのものを継続し，協働して問題解決に取り組めるようにすることを目的とする.

b. Focusing（フォーカスする）

患者と関係性を築くことができたら，焦点化のプロセスに移行します．焦点化では行動を変えるための話題や目標を決める.

c. Evoking（引き出す）

焦点化した課題に関するチェンジトークを引き出していく．OARS を用いて，維持トークを減らし，チェンジトークを引き出し深めていく.

d. Planning（計画する）

目標を達成するために協働して具体的に計画を立てる.

　4 つのプロセスは片方向に一直線に進んでいくものではなく，患者の気持ちに応じて進んだり戻ったりする．重要なのは治療者が早とちりをしないことであり，患者との関係性が充分にできていないのに焦点化に進んだり，チェンジトークを引き出そうとしたり，患者が変化をするといっていないのに具体的な行動の計画を立てようとすることのないようにしたい．

まとめ

　MI の根本にある態度とスキルは，傾聴と共感に必要な態度とスキルそのものである．心理学的な知識がなくても実践でき，会話の方法なので服薬指導などの短い会話のなかにも取り入れられ，薬剤師業務においても大いに有用な面接法の 1 つである．具体的な実践例を表 2 に示す．ポイントはまずは PACE に沿い，間違い指摘反射を抑えながら OARS で話を聴き，患者の変化の準備段階に応じ，早とちりをしないことである．そして PACE の A でも言及されているが，タバコをやめるかやめないかは患者自身が決めるものというスタンスを崩さないことである．それらのことができるようになったら，チェンジトークを認識し，MI のプロセスに沿って引き出すようにする．

　ただし MI は変化に迷っている人や，困っている人に対して有効であるが，やる気の高まっている人に MI を使うのは逆効果ともいわれているので，その場合は認知行動療法やコーチングなどの方法を用いたほうがよいと思われる．

表2 動機づけ面接の実践例

患者：Aさん

症例：喫煙者のAさんは肥満の高血圧で内科を定期受診しており，本日の定期受診で主治医より禁煙を勧められた後，薬局に来局された．

発言分類略語	薬剤師の発言内容
OQ（Open Question）	開かれた質問
SR（Simple Reflection）	単純な聞き返し
CR（Complex Reflection）	複雑な聞き返し
AF（Affirmation）	是認
SM（Summary）	要約
	患者の発言内容
CT（Change Talk）	チェンジトーク
ST（Sustain Talk）	維持トーク

会話番号	話者	発言内容	発言分類
#1	薬剤師	調子はいかがですか？	OQ
#2	患者	変わらないですが，医者にはタバコをやめるようにいわれました．	
#3	薬剤師	タバコを……（語尾下げ）．	SR
#4	患者	はい，やっぱりなっていう感じです．	
#5	薬剤師	心当たりがあるんですね．	SR
#6	患者	まあ，こんな体だからですからね．でもタバコがないといろいろと困るんですよね．	ST
#7	薬剤師	タバコがないとやってられない．	CR
#8	患者	そうなんですよ．ストレスは多いですし，楽しみがないとね．	ST
#9	薬剤師	息抜きやストレス発散に役に立つと思われているのですね．	CR
#10	患者	そうです．タバコがない人生なんて考えられない．	ST
#11	薬剤師	大変なことが多いなか，いろいろと乗り越えてこられたのですね．	AF
#12	患者	まあ，そうですね（笑）	
#13	薬剤師	だから，タバコをずっとやめることはできないと……（語尾下げ）．	CR
#14	患者	いや～でも，やめないといけないとは思うんですよ．	CT
#15	薬剤師	というと？	OQ
#16	患者	最近は息切れも酷いですし，血圧もずっと高いし，このままだと死ぬんじゃないかなって，ときどき思います．	CT
#17	薬剤師	このままだとやばい……（語尾下げ）．	CR
#18	患者	ええ，よく考えると私の父も早死にしましたし，同じことになりそうな……．	CT
#19	薬剤師	早死にしたくない．	CR
#20	患者	そうですね．また下の子どもの学費とかも払ってますし，上の子はもうすぐ結婚するみたいだし，妻には迷惑をかけることになるので，まだ死ぬわけにはいかないですね．	CT
#21	薬剤師	ご家族のことを大切にされているのですね．	AF
#22	患者	それはそうですね．責任もありますし，小憎たらしいこともよくいわれますが，なんだかんだで大事だし，子どもたちはかわいいです．	CT

会話番号	話者	発言内容	発言分類
#23	薬剤師	となると，今後5〜10年後やそれ以降の将来について考えたとき，どうなっていたいですか？	OQ
#24	患者	それは，やっぱり健康でいたいですよね．子どもたちが独り立ちするのを見届けたいし，孫も生まれているかもしれないですし．	CT
#25	薬剤師	将来が楽しみ……（語尾下げ）．	SR
#26	患者	ええ．	
#27	薬剤師	ほかには？	OQ
#28	患者	う〜ん．老後のやりたいことができていたらいいですね．	CT
#29	薬剤師	老後にやりたいことがある……（語尾下げ）．	SR
#30	患者	はい．	
#31	薬剤師	具体的には？	OQ
#32	患者	釣りとか，友人とゴルフとかですかね．	CT
#33	薬剤師	好奇心豊かで多趣味なのですね．	AF
#34	患者	まあ……．	
#35	薬剤師	今日のお話をまとめると，Aさんはタバコを止めるように医師からいわれていて，タバコがストレス解消などに役に立っていた一方で，健康に悪そうというところが気になり始めていました．Aさん自身も息切れを感じているし，お父様が病気で早く亡くなられたということもあり，身体の状態がますます気になりはじめています．それに上のお子さんがご結婚されたり，下のお子さんの学費の援助をしたり，奥様へも迷惑かけたくないということもおっしゃられていましたし，老後には釣りやゴルフなど楽しみにしていることがあるということでした．ほかに付け加えることはありますか？	SM+OQ
#36	患者	いえ，とくにないです．	
#37	薬剤師	それで，今後どのようにしたいとお考えですか？	OQ
#38	患者	そうですね．とりあえずタバコの本数を減らすところから考えてみたいと思います．	CT

動機づけ面接の参考図書

1）Miller WR, et al: Motivational Interviewing（Third Edition）: Helping People Change. Guilford Press, New York, 2012.
2）原井宏明（訳）：動機づけ面接〈第3版〉上下，星和書店，東京，2019.
3）Miller WR, et al: Effective Psychotherapists: Clinical Skills That Improve Client Outcomes. Guilford Press, New York, 2021.
4）細川智成：相手のやる気を引き出すコミュニケーション 〜動機づけ面接とは何だろう〜．臨床批評，3（1）：30-39, 2019.

Ⅱ 認知行動療法とは？

　認知行動療法（cognitive behavior therapy：CBT）とは，患者の問題に関する認知（物事への捉え方・考え方）や行動パターンに着目し，生活するうえで適応的なものへの変容を支援する心理療法である．認知行動療法では，認知，行動，感情はそれぞれ相互に作用しあっているとされ（図3），認知に焦点を当てるものや行動に焦点を当てるもの，両方に焦点を当てるもの，その他の要素が加わったものなど，さまざまな流派が存在する．また認知行動療法は，気分障害や慢性疼痛のほか，断酒や禁煙などの依存症治療に有効との報告があり，禁煙治療の場合，薬物療法と組み合わせるとより効果的といわれている．一方で，認知行動療法は患者が自ら問題解決にあたる必要があるため，一般的に治療に対してやる気のある患者に適している．

1 行動科学における喫煙のメカニズム

　喫煙という行動が習慣化される理由として，ニコチンによる身体的依存に加え，行動科学の学習理論の1つであるオペラント条件づけによる学習の結果であるとも説明できる．オペラント条件づけは，ある自発的な行動を報酬や罰（強化子）によって能動的に学習することである．行動科学において，オペラント条件づけにより学習される行動は，先行刺激（引き金），行動，結果の3要素からなる一連の流れとして三項随伴性と呼ばれている．たとえば喫煙という行動は，喫煙に先行する引き金（イライラするなど）があり，喫煙し，喫煙が終わった後には，その行動が増加・維持する結果（イライラが解消するなど）がもたらされることで，喫煙する度に喫煙という行動が促進・維持（強化）されていると考えることができる（図4）．

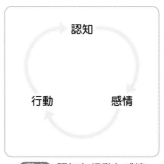

図3 認知と行動と感情

❷ 喫煙への認知行動療法的アプローチ

　認知行動療法的アプローチでは，まず患者の禁断症状を含め禁煙開始後に起こり得る課題と対処法などの情報，ならびに認知行動療法に基づく実施方法について事前に患者に情報提供し，実施の同意を得る．その後，患者が自身の喫煙について観察し，タバコの本数だけではなく，喫煙の引き金（喫煙のリスクを高める状況，自身の精神状態や感情，活動）を特定し，喫煙の結果起こったことを記録する（表 3）．先行刺激に加えて，喫煙行動が増加・維持する結果が何であるかが明らかになった後，具体的な目標を設定し，引き金を

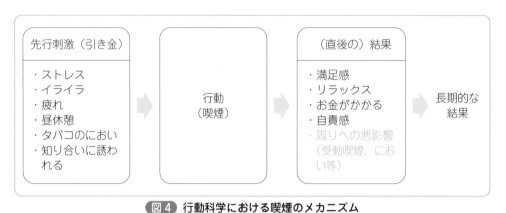

図 4　行動科学における喫煙のメカニズム

（文献 8）より

表 3　喫煙のセルフモニタリング表

日付：　　年　　　月　　　日

本数	時刻	引き金 （喫煙のきっかけとなった出来事，感情）	結果 （喫煙の結果どんな変化があったか）
①	6:30	朝起きて頭がぼーっとする．	頭がすっきりする．自己嫌悪感．
②			
③			
④			
⑤			
⑥			
⑦			
⑧			
⑨			
⑩			
…			
㊵			

今日 1 日の本数：計　　　　　本

モニタリングする項目は，患者に応じて患者と一緒に決めるとよい（たとえば本数と引き金のみ記録するなど）．モニタリング表に記入後，患者とともに喫煙行動を俯瞰し，喫煙が増えるきっかけや法則性などを探索する．

表4 一般的な禁煙治療に用いられる認知行動療法的技法

技　法	具体例
行動観察	自分の禁煙行動を自分で観察して記録する
目標設定	禁煙開始日を決める
行動契約	禁煙宣言書
セルフモニタリング	禁煙の達成状況を手帳に記録
刺激統制	喫煙のきっかけとなる環境や状況を避け，喫煙の頻度や欲求をコントロールする
逆条件づけ	タバコが吸いたくなったら，別の代替行動を行う（例：ニコチンガムを噛むなど）
オペラント強化法	禁煙が成功したら褒める，ご褒美をあげる
問題解決カウンセリング	禁煙にあたっての問題点を聞き出し，解決策や対処法を考える
社会技能訓練	タバコを勧められたときの上手な断り方を身につけておく
認知再構成	禁煙の妨げになっている思い込みを把握し，その修正を行う
ソーシャルサポート	家族や友人・同僚などから協力が得られるようなサポート体制をつくる

（文献9）より

避けたり対処したりする方法など，目標達成のための方法を模索する．またその他の一般的な禁煙治療に用いられる認知行動療法的技法について**表4**に示す．取り入れやすいものを取り入れるとよいだろう．それぞれの面接の終わりや，2回目以降の面接のはじめには，患者の取り組みや実行した課題に対してフィードバックを伝える．

③　問題解決と引き金への対処スキル

　喫煙の引き金が特定できれば，患者の状況に応じてそれぞれの引き金や問題に対処していくことが可能になる．引き金は可能な限り除去や回避に努め，避けられないのであれば，別の対処法を試みることが必要である．対処法を考えるコツとしては，具体的なものを考え，「〜しない」といった否定形で表される行動ではなく，「〜する」といった肯定形に言い換える方が望ましい．「〜しない」行動とは厳密には行動ではなく，「しない」代わりの「〜する」行動を具体的に考える必要がある．また対処法は実際に実行可能で患者が行いやすい方法とし，他人に協力してもらうことや，いままでやったことのないことも選択肢にしてもよいかもしれない．

　よくある引き金の例と対処法を**表5**に示す．よくある引き金としてストレスがあげら

表5 引き金と対処法の例

引き金	対処法
ストレスがたまる	リラクゼーション（腹式呼吸，漸進的筋弛緩法※，ストレッチ，マインドフルネス瞑想など） 運動，入浴，趣味に没頭する，早めに寝る
イライラする，つらい	紙に書き出したり，誰かに話す
朝コーヒーを飲む	コーヒーの代わりに牛乳を飲む
昼食後の昼休憩	すぐに歯を磨く，ガムを噛む
知り合いに誘われる	禁煙を宣言し，誘わないように頼む．一緒に禁煙する．上手に断れるように練習しておく

※漸進的筋弛緩法（progressive muscle relaxation：PMR）：E. Jacobson によって開発された筋肉の緊張と弛緩を繰り返し，身体のリラックスを誘導する方法．たとえば握り拳に力をいれたり，両肩を思いっきりすくめて，数秒間力を込めて筋肉を緊張させた後，身体を脱力・弛緩させ，身体のリラックスの感覚を味わうことを繰り返し，患者が意図的にリラックス状態を自ら作り出せるようにする．

れるが，ストレスは禁煙を阻害する最も一般的な障壁であり，多くの場合ストレスへの対処法が問題となる．なかには離脱症状が含まれていることも少なくはないので，ニコチン置換療法などの対応も必要だが，ストレスマネジメントも重要である．ストレスに対処するためには，まず患者自身が自分の身体に起こるストレスにかかわる症状（緊張する，過敏になる，集中力が下がる，飲酒量が増える，いつもよりイライラするなど）を認識し，早めに対策をとる必要がある．

❹ それでも吸いたくてたまらないとき

　引き金を回避しきれなかったとき，頭にタバコのことが思い浮かび始め，次第にタバコに関する思考や感情が止まらなくなり，タバコへの渇望が大きくなる．そのような場合は，禁煙の目的とメリットを改めて意識し直すことや，「一服するとスッキリする」などの禁煙に対するネガティブな思考が浮かんできたら，「ストップ！」と心のなかで叫んだり，皮膚をつねったりするような方法で，いったん思考を中断させ，喫煙へのとらわれから距離をおき，注意を切り替える方法が役に立つことがある（思考を中断させる方法は，自分に合うものを探す）．余裕があれば，そこから浮かんだ思考・感情についてポジティブな方向へ言い換えや意味づけを変えられるようになるとよい．ただし，このやり方を習得するには練習が必要である．

まとめ

　認知行動療法を用いた面接は構造化されて行われることが通常であるが，それが難しい場合でもそのエッセンスを服薬指導などに取り入れることは可能である．また今回紹介した方法以外にもさまざまな方法があり，それぞれが服薬指導に役立つ．

　認知行動療法では患者の認知や行動の修正を行うが，治療者は患者の考えや行動が間違っているというような非難のニュアンスが込められたスタンスを取ると患者の行動変容を妨げてしまう恐れがある．ここでも動機づけ面接と同様に，共感的なスタンスを保ち続け，患者が少しでも前に進めたときなどには，褒めたり是認するといったポジティブなフィードバックを返すことも重要である．

　認知行動療法の最終的な目標の1つとしては，患者が自身の問題に自力で対処できるようなスキルを身につけ，適応的な生活を送れるようになることである．治療者はただ患者が喫煙をやめるかやめないかということではなく，患者を1人の人として敬意をもって向き合い，協働して禁煙に取り組む必要があることを忘れないようにしたい．

認知行動療法の参考図書

1) 足達淑子（編）：ライフスタイル療法Ⅰ 第5版 生活習慣改善のための認知行動療法. 医歯薬出版, 東京, 2021.
2) 原田隆之（著）：認知行動療法・禁煙ワークブック―Re-Fresh プログラム. 金剛出版, 東京, 2014.
3) 日本禁煙学会（編）：禁煙学. 南山堂, 東京, 2019.
4) クリスティーナ・イヴィングス：喫煙の心理学―最新の認知行動療法で無理なくやめられる. 産調出版, 東京, 2007.
5) 大野 裕ほか：保健, 医療, 福祉, 教育にいかす 簡易型認知行動療法実践マニュアル. きずな出版, 東京, 2017.
6) 杉山尚子ほか（著）：行動分析学入門. 産業図書, 東京, 1998.
7) 中島定彦（著）：学習と言語の心理学. 昭和堂, 京都, 2020.
9) Public Health England: Routes to recovery from substance addiction: mapping user manual. 2013.
   https://www.gov.uk/government/publications/routes-to-recovery-from-substance-addiction
   橋本望, 齋藤暢紀：マッピングを用いた依存症支援マニュアル 本人の気づきを促すビジュアルツール. 星和書店, 東京, 2019.
10) 下山晴彦（編）：公認心理師技法ガイド. 文光堂, 東京, 2019.
11) 田中英夫ほか（著）：事例で学ぶ 禁煙治療のためのカウンセリングテクニック. 看護の科学社, 東京, 2009.
12) Fiore MC, et al: Treating tobacco use and dependence: 2008 Update. Clinical Practice Guideline. Rockville, MD: US Department of Health and Human Services. Public Health Service, 2008.

Ⅲ　コーチングとは？

コーチングとは，患者が自己実現や自己成長しながら目標達成のために，医療者が患者の気づきを促すような対話を重ねることである．コーチングは特定の理論や人物により開発されたわけではないが，主にビジネス・産業の業界において，心理学，哲学・思想，宗教などの影響を受けながらで発展してきた．近年医療においてもコーチングが取り入れられ，有効性が検証されつつある．

❶　コーチングの3原則

コーチングにもさまざまな流派があり，それぞれのアプローチが存在するが，ここでは最も一般的なコーチングの基本となる考え方を紹介する．

a. インタラクティブ（双方向性）

医療者と患者が対等な立場で目標達成のために問題解決に取り組むことであり，医療者が一方的に知識を教え込むことや，医療者の考える正解に誘導することは双方向のコミュニケーションとはいえない．双方向のコミュニケーションは，患者が自分自身でも気がついていない考えや価値を明らかにすることで患者の気づきを促すことができる．

b. On going（現在進行形）

コーチングでは患者への継続的なかかわりによって，患者を目標達成のレベルに近づけていく．継続的なコーチングを行うことで，患者の意欲を保ち，患者の環境変化により目標達成に影響を及ぼす可能性がある状況にも柔軟に対応できる．

c. テーラーメイド（個別対応）

人はそれぞれ価値観や思考・行動パターン，物事の受け止め方などが異なるため，一律的な方法でコーチングを行っても上手くいかない．患者それぞれにあった方法でかかわる必要がある．

❷　コーチングのスキル

コーチングに用いられる最も一般的なスキルとしては以下のようなものがある．

a. 聞　く

傾聴と共感の方法でもある動機づけ面接（MI）の方法がそのまま応用できる．患者の言葉そのものだけではなく，自分と相手の表情や声のトーンなど非言語の部分にも注意を払う必要がある．

b. ペーシング（pacing: 歩調合わせ）

相手が緊張せずに話しやすい雰囲気をつくるために，話し方や身振りなどを相手に合わせること．相手の安心感，信頼感を生み出す効果がある．

c. 承　認

相手の成長したところや成果について褒めること．また相手の存在を認めること．相手の自己成長を自覚させ，相手の自己効力感ややる気の向上が期待できる．

d. 質　問

考えるきっかけを与え，気づきを促進することができる．オープンクエスチョン，クローズドクエスチョンは動機づけ面接と共通している．コーチングでよく用いられるオープンクエスチョンのバリエーションの代表的なものとして，限定質問と拡大質問，チャンクアップ，チャンクダウンとスライドアウトがある（図5）．

e. フィードバック

相手の目標に対する現状を第三者の視点から主観的・客観的に伝えること．相手のニーズがあるときに行い，忠告や命令にならないように注意が必要である．MI の Elicit（引き出す）－ Provide（提供する）－ Elicit（引き出す）（EPE）の方法が役に立つだろう（p.113）．

f. 提　案

相手に新しい視点を提供し，相手の思考や行動の選択肢を増やすことができる．MI の EPE の方法が役に立つだろう．

g. 要　望

相手の思考や行動の枠組みを超え，人を成長させる可能性がある．伝え方はフィードバ

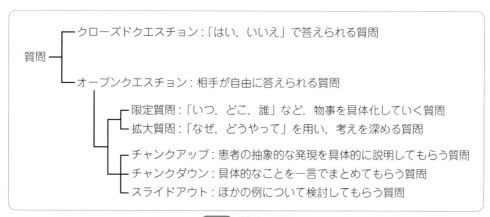

図5 質問の種類

ックと提案と同じく EPE で行うのがよいだろう.

❸ コーチングのプロセス

コーチングが行われるプロセスはさまざまであるが，ここでは 6 ステップに分解された基本的なものを紹介する（図 6）.

a. セットアップ

患者との信頼関係の構築やコーチングの進め方，コーチングのテーマについて話し合う.

【質問の例】

・今日この時間でどんなことを話し合い，得たいものは何ですか？

b. 目標設定 / 目標の明確化

患者の達成したい目標を具体化するだけではなく，目標達成を目指す理由や，目標達成によって得られる利益についても明確にする.

【質問の例】

・今どのような目標をもたれていますか？

・その目標はどのような理由で達成したいのですか？

c. 現状の明確化

患者の目標に対しての現在位置，すなわち現状について確認する.

【質問の例】

・目標に対して今どのような状況ですか？

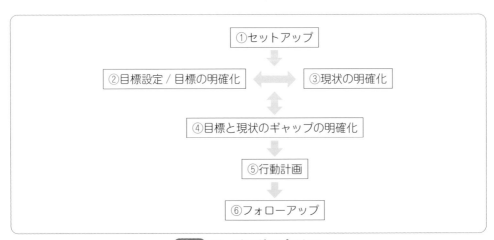

図6 コーチングのプロセス

d. 目標と現状のギャップの明確化

b. の目標に対し c. の現状と比較して，目標達成のために何が不足しているのかを分析する．

【質問の例】

・目標に達成に必要なことは何ですか？

・やりたいけどできなかったことは何ですか？

e. 行動計画

ギャップを解消し，目標を達成するための計画をたてる．患者が少しでも前に進むためにできる行動のアイディアを可能な限り多く引き出す．

【質問の例】

・ここまでお話しして，できそうなことはどんなことですか？

・次回までに達成したいことはどんなことですか？

f. フォローアップ

患者の行動計画を実行した後，上手くいかないことがあった場合，目標達成をするために，随時サポートを行う．その場合 a.～e. までのプロセスを繰り返す．とくに b.～d. のプロセスを繰り返すことが大切で，順番は問わない．

まとめ

一般的にコーチングはカウンセリングと異なり，患者が自身の内面を含めて振り返ることができ，精神的に健康な場合に適応できるとされている．またコーチングはより積極的に患者が問題解決にあたる必要があり，やる気が高まっている患者に適している．一方，患者が変化に抵抗する場合や，両価性が強い場合には MI のアプローチの方が適している．そして具体的な行動の変化の妨げとなっている認知や行動の修正には認知行動療法が適している．共通点が多い 3 つのアプローチではあるが，患者の状態，ニーズ，変化への準備や姿勢に応じて使い分けるのが望ましい．

── コーチングの参考図書 ──
1）伊藤 守（著）：コーチング・マネジメント．ディスカヴァー・トゥエンティワン，東京，2002．
2）鈴木義幸（著）：新 コーチングが人を活かす．ディスカヴァー・トゥエンティワン，東京，2020．
3）コーチ・エィ（著）：この 1 冊ですべてわかる 新版 コーチングの基本．日本実業出版社，東京，2019．
4）西垣悦代ほか（編著）：コーチング心理学概論，初版，ナカニシヤ出版，京都，2015．

5）ヘンリー・キムジーハウスほか（著），コーチング・バイブル：人の潜在力を引き出す協働的コミュニケーション（BEST SOLUTION），第 4 版，東洋経済新報社，東京，2020.

6）ジョセフ・オコナーほか（著）：コーチングのすべて ―その成り立ち・流派・理論から実践の指針まで，英治出版，東京，2012.

7）日本摂食・嚥下リハビリテーション学会教育委員会（編）：医療コーチングワークブック―対話的コミュニケーションのプラットフォーム，第 1 版，中外医学社，東京，2019.

8）西垣悦代：ヘルスコーチングの展望：コーチングの歴史と課題を基に．支援対話研究，1：7-22，2013.

9）西垣悦代：医療・健康分野におけるコーチングの学術的進展．心身医学，58（6）：534-541，2018.

10）大澤光司（著）：薬剤師のためのファーマシューティカルコーチング ～効果的な服薬コミュニケーションを目指して～．じほう，東京，2006.

参 考 文 献

1）Armstrong MJ, et al: Motivational interviewing to improve weight loss in overweight and/or obese patients: a systematic review and meta-analysis of randomized controlled trials. Obes Rev, 12（9）：709-723, 2011.

2）Palacio A, et al: Motivational Interviewing Improves Medication Adherence: a Systematic Review and Meta-analysis. J Gen Intern Med, 31（8）：929–940, 2016.

3）Soria R, et al: A randomised controlled trial of motivational interviewing for smoking cessation. Br J Gen Pract, 56（531）：768–774, 2006.

4）Saftlas AF, et al: Motivational interviewing and intimate partner violence: a randomized trial. Ann Epidemiol, 24（2）:144-150, 2014.

5）Okada H, et al: Effects of lifestyle advice provided by pharmacists on blood pressure: The COMmunity Pharmacists ASSist for Blood Pressure（COMPASS-BP）randomized trial. Biosci Trends, 11（6）：632-639, 2018.

6）Okada H, et al: Effects of Lifestyle Intervention Performed by Community Pharmacists on Glycemic Control in Patients with Type 2 Diabetes: The Community Pharmacists Assist（Compass）Project, a Pragmatic Cluster Randomized Trial. Pharmacology & Pharmacy, 07（03）：124-132, 2016.

7）北田雅子ほか：医療スタッフのための動機づけ面接法．医歯薬出版，東京，2016.

8）足達淑子：禁煙支援の心理的アプローチ ―行動療法の実際と女性における課題―，日本禁煙学会雑誌，5（6）：179-184, 2010.

9）厚生労働省 健康局 健康課（編）：禁煙支援マニュアル（第二版）増補改訂版，2018.
https://www.mhlw.go.jp/topics/tobacco/kin-en-sien/index.html

（細川智成／磯村 毅）

第 **4** 章

喫煙防止対策・
禁煙教育をはじめる

1 未成年に対して

Ⅰ｜未成年への教育が重要である背景

❶ 未成年が喫煙から受ける影響

　喫煙開始年齢の早期化によって，肺がんや死亡などの健康被害が大きくなったり，より重度なニコチン依存症に陥りやすいといわれている[1]．また，脳の発達が著しい時期にニコチンばく露を受けることで，学習能力の獲得や伸張を阻害し，社会的な不適合などを引き起こす恐れがあるとされている[2,3]．最近のアメリカにおける高校生のリスク行動調査によると，喫煙本数が増えてニコチン摂取量が多くなるほど，悲しみや絶望を感じ，自殺未遂を犯すリスクが高くなると報告されている[4]．喫煙が身体的な健康のみならず，精神的な健康にも悪影響を及ぼすことが明らかとなっており，喫煙している未成年に対しては禁煙サポートなどの手厚い支援が必要となる．

　喫煙は身体・精神への悪影響に加えて，未成年が喫煙することでドラッグへの抵抗感がなくなり，タバコが大麻などの危険薬物のゲートウェイドラッグとなる問題点が指摘されている．大麻など危険ドラッグ事件の摘発数は増加傾向にあり，29 歳以下の若年者が摘発者の多数を占めるなど，深刻な社会問題となっている[5]．子ども達の明るい未来を守るために，社会全体で速やかに喫煙防止に取り組むべきである．

❷ 未成年を取り巻く環境

　厚生労働省は 2000 年から「健康日本 21」として，20 歳未満の喫煙率を 0％にするという目標を掲げており，その対策は，諸外国と比較すると不十分な点が多いものの，2013 年に策定された健康日本 21（第二次）においては，喫煙率の低下がみられたことから（2021 年度の中高生喫煙者の割合は 0.6％），2024 年より開始される健康日本 21（第三次）においても，20 歳未満の喫煙率 0％を目標に掲げて対策が予定されている．

　未成年の喫煙率には環境が大きく関係している．日本は先進国のなかでもタバコの価格が安く（図 1），未成年がタバコを入手しやすい環境にある．喫煙率とタバコ価格の関係を調査した研究では，1 箱 700 円から 1,000 円という価格設定が禁煙を始める 1 つのきっかけになると報告[6]されており，タバコの価格改定は喫煙率低下への有効な手段となり得る．

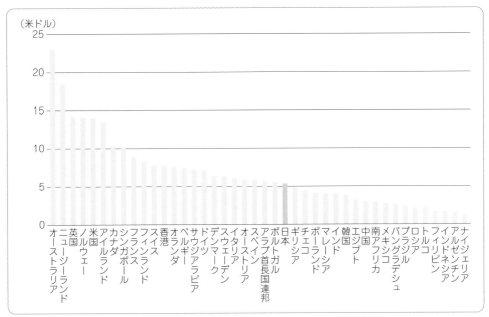

図1 マールボロ®1箱の小売価格の国際比較（米ドル換算）

（ドイツ銀行 Mapping the World's Prices 2019 より作図）

　未成年へ最も大きな影響を及ぼす環境の1つとして，家庭環境があげられる．保護者が家庭内で喫煙していると，受動喫煙による健康被害が問題となるが，たとえ分煙していたとしても受動喫煙の可能性は高くなる[7]．また，未成年が自ら受動喫煙に対し声を上げ回避することは難しく，若年であるほど健康被害が大きいことも明らかとなっている[7]．さらには，保護者の喫煙が子どもの喫煙開始年齢の低下や喫煙経験率の上昇に影響すると報告[8,9]されている．家庭内においても大人の喫煙行動に子どもを巻き込まない（大人が吸うところをみせない，タバコを置く場所に気をつけるなど）環境づくりの徹底が望まれており，保護者の禁煙支援を含めた受動喫煙対策を実施していく必要がある．

❸　未成年の喫煙防止

　未成年の喫煙率は年々低下傾向ではあるが，紙巻タバコの喫煙経験率が中学で1.9%（男子2.6%，女子1.1%[10]）との報告や，喫煙者の約90%はすでに未成年のうちに喫煙習慣に陥っているとする報告[11]もあることから，いかに未成年に喫煙防止教育を実施していくかが重要である．

　すでに喫煙している未成年に対しては，保険治療が有効な手段となり得る．以前は未成年への保険治療は認められていなかったが，2016年4月の診療報酬改定で新たに保険治療が可能になった．現時点で未成年に対する薬物療法の有効性を示すエビデンスは乏し

いが，行動変容モデルのステージに沿い，動機づけ面接法や認知行動療法などとの複合的なアプローチが有効とされている [9]．喫煙している未成年に対し，これらの保険治療を積極的に行うことで将来の喫煙者を減少させるべきである．

a. 未成年への教育

欧米の研究では，学校での喫煙防止教育として喫煙の害に関する知識を提供するだけではなく，喫煙の心理社会的側面（たとえば，セルフエスティームやレジリエンス）に焦点を当て，未成年を喫煙行動に誘導する社会的メディアへの防御方法やタバコに関する社会的規範についても教育することが有効とされている [7]．現在，日本の小学校・中学校・高等学校では，学習指導要綱に基づいて保健体育で喫煙防止に関する授業が行われているが，与えられている実施割当時間はそれぞれの在学期間中においてわずか1〜2時間にすぎない．実際に，学校教育における喫煙防止教育のみでは効果が不十分との報告 [12] もあり，学校内での授業のみではなく，保護者や地域社会，マスメディアなどからの生徒への働きかけも含めた包括的な取り組みが望まれる．

喫煙防止教育に必要な内容は，喫煙の短期および長期影響，喫煙開始にかかわる社会心理的要因，仲間の圧力やタバコ広告などの社会的要因への対処スキル，喫煙に対する社会的対策などがあげられる [13]．なかでも未成年の喫煙動機 [14] の多くが，「好奇心や友人のすすめ」であることを鑑みると，座学のみではなく喫煙の誘いを断るスキルをロールプレイなどにより習得させることは大いに有効な手段といえる．

筆者らは，香川県，高松市，香川県薬剤師会，香川・たばこの害から健康を守る会，香川県予防医学協会と協働して，2015年度から香川県内の小・中学校および事業所を対象にした「喫煙防止・受動喫煙防止出前講座」を実施している．当初，喫煙経験前の教育適齢期である小学生を中心に活動していたが，講師の知識レベルにバラつきがあり事業継続にあたり講師の確保および質の担保が課題であった．そこで，専門知識を有さない養護教員らでも講義可能となるPowerPoint教材（読み原稿つき）（表1，図2）を作成した．小中学校の授業1コマでの実施を想定して作成したため，時間の制約により簡略化せざるを得ない部分もあったが，健康被害のみならず社会情勢や環境問題，禁煙支援などの内容も含む包括的なものとした．小中学生対象ということもあり，データの羅列や高圧的な表現は避けて，画像やイラストなど視覚に訴えるものを活用した明るく前向きな内容としている．また，教材にロールプレイ集やクロスワードパズル，クイズ集を付属させたことで知識の定着・スキル習得を図った．それぞれの地域にてスライドや教材を作成される際には，そのときの社会情勢や地域の特性を考慮したうえでぜひ参考にしていただきたい．

表1　喫煙防止教育標準教材の内容

【教材本編】
1. タバコってどんなもの？
　　・原材料
　　・成分
　　・依存性
2. タバコの害
　　・起こり得る病気（とくに COPD）
　　・妊婦，乳幼児・子どもへの影響
　　・薬物乱用のゲートウェイドラッグ
3. タバコに関連する問題点
　　・環境問題，経済損失
　　・新型コロナウイルス感染症（COVID-19）
　　・加熱式タバコ
4. 受動喫煙
　　・副流煙と主流煙の比較
　　・受動喫煙による健康被害（三次喫煙を含む）
　　・健康増進法の改訂
5. 日本と海外の違い
　　・タバコの価格やパッケージの違い
　　・自動販売機，コンビニエンスストアでの取り扱い
　　・タバコ広告の違い
6. 禁煙について
　　・禁煙の方法
　　・禁煙によって期待される健康変化
　　・禁煙による経済効果

【オプション】
1. ロールプレイ集
　　・喫煙のすすめを断る
　　・喫煙している者への対応
　　・加熱式タバコについて再認識
　　・外食時の注意点
　　・COPD 疑似体験
2. タバコクイズ集
3. タバコクロスワードパズル

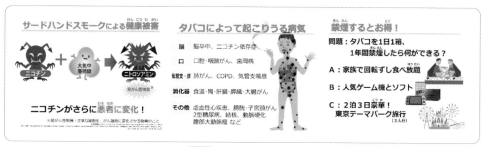

図2　スライドの一例

b. 社会全体としての喫煙防止対策

　喫煙防止教育について先述してきたが，教育の効果は短期的[15, 16]であり，教育のみの対策では不十分な場合があるとの報告もある．現在および未来の世代を喫煙が及ぼす健康・社会・環境および経済への悪影響から守るためには，教育のみではなく社会全体で取り組む必要があるとされている[17]．

　喫煙が死亡，疾病および障害を引き起こすという科学的エビデンスの蓄積により，2005 年 WHO よりタバコ規制枠組条約（FCTC）が発効され，後の 2008 年にタバコの流行を阻止するための 6 つの政策（MPOWER）が発表された（表2）．FCTC の効果としては，締約国において 3 年間で男性：1.07%，女性：1.04%それぞれ喫煙率が低下したと報告されている[18]．また，7 年間（2007〜2014 年）の評価によると，MPOWER の施策実行によって喫煙原因の疾患死亡数が約 2,200 万人減少したと試算されている[19]．さらには，今後，FCTC 締約国が MPOWER などの公衆衛生政策を実行することで，2030 年までにがんや呼吸器系疾患，心血管疾患などの非感染性疾患の死亡率を 1/3 に減らすことが可能であるといわれており，喫煙防止対策において非常に有効な対策といえる[20]．FCTC に盛り込まれているタバコ広告や販売促進事業への介入，マスメディアへの介入，タバコ小売業者への介入といった対策は，未成年においても効果的な

表2　FCTC と MPOWER

	施策		FCTC 条文
M	タバコの使用と予防政策のモニター		第 20，21 条
P	受動喫煙からの保護		第 8 条
O	禁煙支援の提供		第 14 条
W	タバコの危険性に関する知識の普及	健康被害の警告表示 マスメディアキャンペーン	第 11，12 条
E	タバコの広告，販売促進活動などの禁止要請		第 13 条
R	タバコ税引上げ		第 6 条

MPOWER は下記の頭文字を取ったもの．
・Monitor tobacco use and prevention policies
・Protect people from tobacco smoke
・Offer help to quit tobacco use
・Warn about dangers of tobacco
・Enforce bans on tobacco advertising, promotion and sponsorship
・Raise taxes on tobacco products

（WHO report on the global tabacco epidemic（2021）を基に作図）

表3 タバコによってもたらされる経済的損失

研究機関名		厚生労働省研究班
研究名		受動喫煙防止等のたばこ対策の推進に関する研究
公表時期		2018 年 8 月
対象年度		2015 年度
社会的損失合計		2 兆 500 億円
健康面		1 兆 9,500 億円
	超過医療費	1 兆 6,900 億円
	超過介護費	2,600 億円
施設・環境面		1,000 億円

喫煙防止対策であり[21]，タバコフリー社会の実現に向けて社会全体として取り組むべき対策なのである．

　日本も 2005 年の FCTC 締結によって，徐々に国家的な喫煙防止対策が進められつつある．しかし，実際にはさまざまな障壁により，思うように対策が進んでいないのが現状である．FCTC では，タバコ会社の広告宣伝行為や社会活動，イメージ広告を禁止しているにもかかわらず，日本では JT（日本たばこ産業）がテレビ CM を展開し，新聞や雑誌でもタバコの宣伝が掲載されている．コンビニエンスストアやスーパーマーケットのレジ周りでは，タバコが販売されており，われわれの日常に違和感なく溶け込んでいる．筆者は未成年が日常的にこのような光景を目にすることで，タバコへの抵抗感が減り，喫煙への道を進みかねないと危惧している．タバコ税という財源を確保したいという国の思惑が，いまだ積極的にその消費抑制の姿勢がとれない状況を生み出していると推察することもできる．しかし，タバコによってもたらされる医療費の増大や労働力の損失，火災による損失などの総額は約 2 兆 500 億円ともいわれており（表3），社会的損失が社会的便益を上回っている可能性は高い．

おわりに

　未成年の喫煙には，喫煙に関する知識に加え，その態度や自己イメージなどの心理的要因がかかわるほか，保護者などの周囲の喫煙状況，学校での喫煙規制，タバコの価格，た

ばこ広告の規制など，若者をとりまく環境要因の影響が大きいことがわかっている．今後はこれらの要因を包括した多面的・多角的な喫煙防止対策を地域や社会全体において実施することが求められている．

　香川県以外にも，全国各地でさまざまな喫煙防止教育が行われている．これらの活動は，わが国の喫煙率低下への特効薬にはならないかもしれないが，この草の根運動が実を結び，健康で明るい子ども達の未来につながると信じて，引き続き喫煙防止教育に携わっていきたいと考える．

参 考 文 献

1) Hegmann KT, et al：The effect of age at smoking initiation on lung cancer risk. Epidemiology, 4 (5)：444-448, 1993.
2) Dwyer JB, et al：The dynamic effects of nicotine on the developing brain. Pharmacology & Therapeutics, 122 (2)：125-139, 2009.
3) Archer T：Effects of Exogenous Agents on Brain Developments: Stress, Abuse and Therapeutic Compounds. CNS Neuroscience & Therapeutics, 17 (5)：470-489, 2011.
4) Dasage M, et al：Self-reported history of intensity of smoking is associated with risk factors for suicide among high school students. PLOS ONE, 16 (5)：0251099, 2021.
5) 嶋根卓也ほか：日本における大麻使用の現状：薬物使用に関する全国住民調査2017より. YAKUGAKU ZASSHI, 140 (2)：173-178, 2020.
6) Goto R, et al：Discrete choice experiment of smoking cessation behaviour in Japan. Tobacco Control, 16 (5)：336-343, 2007.
7) 村松常司ほか：喫煙の健康影響に関する検討会報告書（2016年）について. 喫煙と健康, 43 (1)：33-40, 2019.
8) 藤田 信：一保健所管内の小・中学生を対象とした喫煙行動と関連要因に関する大規模調査研究（第3報）小・中学生の喫煙行動と保護者による養育状況との関連. 厚生の指標, 55 (10)：31-39, 2008.
9) 藤原久義ほか：若年者の禁煙治療指針. 日本禁煙学会雑誌, 11 (6)：145-151, 2016.
10) 尾崎米厚：令和3年度厚生労働科学研究費補助金（循環器疾患・糖尿病等生活習慣病対策総合研究事業）飲酒や喫煙等の実態調査と生活習慣病予防のための減酒の効果的な介入方法の開発に関する研究.
11) 池上達義：日本赤十字社和歌山医療センター調査, 2001.
12) Kuwahara T, et al：Pilot study on smoking prevention in Japanese adolescents. 日 衛 誌, 46 (5)：947-957, 1991.
13) 西岡伸紀：未成年者への喫煙防止教育プログラム ― 教育内容と学習方法，および評価 ―. 保健医療科学, 54 (4)：319-325, 2005.
14) 厚生労働省：喫煙と健康 喫煙と健康影響に関する検討会報告書 健康同人社, 2002.
15) 遠藤 明ほか：高校生の喫煙に対する認識と禁煙教育の効果. 日本禁煙学会雑誌, 3：7-10, 2008.
16) 遠藤將光：小学校における禁煙教育の有用性について. 禁煙科学, 3 (3)：30-34, 2010.
17) 神田秀幸ほか：未成年を対象とした喫煙対策の世界的動向. 保健医療科学, 54 (4)：278-283, 2005.
18) Dubray J, et al：The effect of MPOWER on smoking prevalence. Tob Control, 24 (6)：540-542, 2014.
19) Levy DT, et al：Seven years of progress in tobacco control: an evaluation of the effect of nations meeting the highest level MPOWER measures between 2007 and 2014. Tobacco Control, 27 (1)：50-57, 2018.
20) Gravely S, et al：Implementation of key demand-reduction measures of the WHO Framework Convention on Tobacco Control and change in smoking prevalence in 126 countries: an association study. Lancet Public Health, 2 (4)：166-174, 2017.

21）神田秀幸ほか：未成年者を対象とした喫煙対策の世界的動向 ― Cochrane Database of Systematic Reviews における文献考察 ―．保健医療科学，54（4）：278-283，2005．

（近藤宏樹）

2 　地域住民に対して

はじめに

　喫煙率が大幅に低下したいまでも，タバコの問題は新型タバコ，受動喫煙対策，未成年への喫煙防止対策などまだまだ山積である．このような状況のなか，さらにタバコ問題の解決を推し進めていくために地域の薬局が健康情報発信基地としての機能を発揮し，地域の薬局薬剤師が『草の根活動』を続けていくことの効果は高い．

　本項では，地域住民への禁煙支援薬局としての活動について，事例紹介を行いたい．

Ⅰ 　禁煙支援をはじめるきっかけ

　2006年4月より禁煙治療に健康保険が適用されるようになり，増谷薬局（以下，当薬局）においても禁煙補助薬の処方箋を受け入れ，服薬指導を行っていた．そのようななか，鳥取県薬剤師会では平成27年3月禁煙支援認定薬剤師制度が設立され，当薬局では薬剤師10名のうち5名が認定を取得した．現在当薬局では健康サポート薬局として，薬局のイベントに禁煙を取り入れている．

Ⅱ 　COVID-19の流行以前の禁煙支援の流れ

　当薬局では地域住民を対象とした骨粗鬆症相談，ものわすれ相談などの無料イベントを毎月1回実施している．禁煙相談会は年2回，禁煙支援認定薬剤師が主体的に行っている（図1）．相談者は主に普段から薬局に来られる馴染みの方が多いが，地域の健康イベントや公民館祭りをきっかけに来局する方もいる．

　相談者には・既往歴・併用薬の有無のチェック・ブリンクマン指数によるニコチン依存度の判定を行い，薬剤師が相談者に適した禁煙方法を提示する．相談者の希望に応じて禁煙外来への紹介も行う．

　2019年の禁煙イベントでは12名の相談を受け，うち2名が禁煙外来を受診し，薬物治療が開始された．薬局においては服薬指導を含めた禁煙支援を継続するが，来局予定日に来ない患者に対しては，電話にて禁煙状況ならびに禁煙補助薬による副作用の有無を確

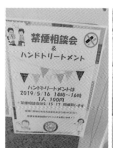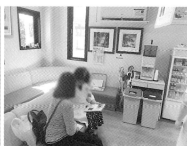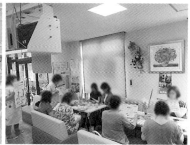

図1 健康サポート薬局のイベント風景

認し，禁煙治療を継続するためのフォローアップを行っている．以下，この2例の症例を紹介する．

［症例1］

【患者背景】60代　女性　喫煙本数　8本／日（昔はもっと本数が多かった）

18歳から喫煙し50年以上の喫煙歴あり

ブリンクマン指数　408（8本×51年）

病歴：糖尿病

服用中薬剤（内科）：シタグリプチン（ジャヌビア®）

【方法】禁煙外来を受診し，チャンピックス®使用し，12週間で禁煙治療終了

【経過】糖尿病で定期的に内科処方箋持参の患者．薬局イベントの禁煙相談で禁煙外来紹介．その後，チャンピックス®の処方箋を持参されて，禁煙支援継続．内科の処方箋持参時もこまめに経過確認し，声掛けをした．嘔気，不眠などの副作用もとくになく，順調に12週間で禁煙成功．現在も内科の処方箋を定期的に持参されるが，禁煙継続されている．

本人曰く，「ずっと禁煙したい気持ちはあった．禁煙外来に行くのは億劫なので，OTCのパッチで禁煙してみようと何度も思った．が，それもなかなか実行できなかった．薬局の禁煙相談で，今後の健康リスクについて，持病のことも合わせて相談に乗ってもらい，禁煙外来に紹介してもらったので，この機会にきちんと禁煙してみようと思った」

【考察】この事例は，禁煙相談前に患者の禁煙意欲，意志が高まっていたことに加え，定期的な患者の来局により信頼関係を構築できている薬局・薬剤師の働きかけにより，順調に禁煙成功へと導くことができたと思われる．

[症例 2]

【患者背景】40 代　男性　喫煙本数　40 本 / 日

10 代からの喫煙

ブリンクマン指数　1,000（40 本 × 25 年）

病歴：統合失調症　糖尿病　脂質異常症

服用中薬剤（精神科）：リスペリドン・ハロペリドール・ブロチゾラム・ニトラゼパム・センノシド

服用中薬剤（内科）：ベザフィブラート・メトホルミン・グリメピリド・ランソプラゾール・エペリゾン

【経過】禁煙相談時に心療内科の主治医とまず相談するよう患者には伝えたが，主治医に相談することなく禁煙外来を受診し，チャンピックス®の処方箋を持参した．患者には，体調変化時にはすぐに医師，薬剤師に連絡するように指導を行い，心療内科の主治医にはチャンピックス®による禁煙治療を開始したことを連絡した．チャンピックス®服用開始 1 週間後に来局した患者の落ち着きのなさ，不安を訴える言動が多々あることに気づき，心療内科の主治医と相談した内容について，禁煙外来の医師に伝えた結果，チャンピックス®は処方中止となった．

【考察】本症例では，薬剤師が患者の体調変化をいち早く察知し，両診療科と連携を取ることにより患者の精神疾患の悪化を回避できた．うつ気分，不安や焦燥などの症状とチャンピックス®との因果関係は明らかではない．しかし基礎疾患として精神疾患の悪化を伴うことがあるため，禁煙支援時に薬剤師は，患者特性，理解度に応じた説明が必要と思われる．

　多忙な薬局業務のなかで禁煙支援を行うために現在，臨床現場での禁煙指導は，「すべての喫煙者に短時間の禁煙の働きかけを繰り返すことで禁煙動機を高める役割がある」とされている．薬局でもすべての喫煙者に対しての来局時の繰り返し，短時間の声掛け，情報提供を行うことは，喫煙者の禁煙に向けての動機づけの一歩となる可能性は大きい．

　忙しい薬局業務のなかでも可能な短時間の繰り返しの働きかけとして，具体的には，以下の情報提供を口頭・書面にて行うことは有用と思われる．

　　喫煙のデメリット，禁煙のメリット

　　禁煙外来実施医療機関の紹介

OTC 禁煙補助薬による禁煙方法

また，タバコに関するポスターなどの薬局内の掲示物やリーフレットの配布なども有効と思われる．

Ⅲ　禁煙支援を行う薬剤師の心得

禁煙に向けたはじめの一歩を喫煙者が踏み出すためには，喫煙者自身が喫煙の健康問題に関する正しい知識をもち，自身の健康状態と治療法を知ることが必要不可欠である．そのために薬剤師は喫煙者へ禁煙の必要性や重要性についてまず伝え，気づいてもらうことから始める必要がある．その際，喫煙者の禁煙への認識や意識に応じた働きかけを行うことが重要である．一方的な「禁煙指導」ではなく，「禁煙支援」を心がけたい．

Ⅳ　地域薬剤師会による禁煙支援薬局へのサポート

タバコ問題は今後も変化し続けることが予想され，その情報の収集・整理については個々の薬局，個々の薬剤師で対応するのはなかなか困難である．鳥取県薬剤師会では，「鳥取県薬剤師会禁煙支援薬剤師認定制度」が設けられており，禁煙支援薬局の後方支援を行っている．本制度では，年に 1 度の定期的な講習会の開催ならびに会員専用 Web を介した情報・資料の配信だけでなく，スモールグループディスカッションでの事例検討研修や地域の禁煙関連イベントへの参加，また薬局での禁煙支援活動の報告などの実践的な活動を認定更新時の必修単位としている．他県の認定制度についても，その実施内容をさらに活発化することにより，タバコ問題の解決に一翼を担う禁煙支援薬局，薬剤師の増加が期待できると考える．

おわりに

来局者には，処方箋持参の患者以外に，マスクや手指消毒液などの購入や健康ドリンクや美容サプリメントの相談・購入者，あるいは医療分野以外のイベントに興味をもって足を運ぶ方もいる．つまり，喫煙者に対する禁煙の動機づけは『健康面』だけでなく，『美容面』，その他「新しく家族が増えた」，「職場で吸えなくなった」など『環境面』のアプローチも可能である．一方で，医療機関を受診していない喫煙者は，現疾患がないことか

ら，禁煙の必要性を感じていない場合が多い．このような喫煙者に対しては，タバコが動脈硬化を促進させることにより血圧の上昇や全身の多くの疾患に影響があることや，免疫機能の低下により感染症にかかりやすくなることなどにより身近に感じられる情報を提供することが必要である．

　禁煙成功後も心理的依存による再喫煙防止へのサポートが長期にわたって必要である．前述の通り，薬局に来局する理由はさまざまであり，医療や健診の場より接する機会が多い．また喫煙者本人だけでなく，その家族も気軽に立ち寄れる薬局のサポートは，非喫煙者である家族への情報提供，アドバイスも可能である．これが家族の喫煙者への理解，協力を得ることにつながり，喫煙者への支援がさらに効果的なものになると考えられる．地域の薬局・薬剤師のサポートにより，多くの非喫煙者がタバコの健康問題についての正しい知識をもつことで，受動喫煙防止や未成年の喫煙防止をさらに推進することが可能になると思われる．

（長谷川晃美／増谷美喜子）

第 **5** 章

禁煙支援に役立つ
情報・資料集

1 日本禁煙学会の認定制度

　日本禁煙学会では，2008年より，「認定専門指導者・認定者制度」を制定した．禁煙指導にあたり，最新の情報を取り入れ，禁煙希望者を成功に導く方法に精通してもらい，指導レベルのアップを意図している．

　認定試験の申請に必要な項目は，ホームページの「認定指導者試験・専門指導者試験要項」にある（http://nosmoke.xsrv.jp/nintei/）．

Ⅰ 日本禁煙学会 認定制度の概略

❶ 禁煙サポーター

英文名称：Supporter of the Japan Society for Tobacco Control

　禁煙指導ができる日本禁煙学会会員で，学会指定講習会を受講することにより，認定される．認定試験を受けるために必要な申請資料の提出が免除される．しかし，この認定をもって指導するうえでの資格とはならない．禁煙サポーター取得のための試験はなく，更新不要である．

❷ 日本禁煙学会 認定指導者（認定指導医，認定薬剤師，認定指導看護師など）

英文名称：Board certified member of the Japan Society for Tobacco Control

　「禁煙学」（南山堂）を背景にEBMに基づいた禁煙指導ができる日本禁煙学会会員で，過去3年以上の禁煙関連に携わった者，または，禁煙サポーターを取得した者が，受験資格を持つ．合格点は60%以上であること．5年ごとに更新をする．

❸ 日本禁煙学会 認定専門指導者（専門指導医，専門指導薬剤師，専門指導看護師など）

英文名称：Fellow of the Japan Society for Tobacco Control

　高度な禁煙学の知識をもとに禁煙指導ができる日本禁煙学会会員で，日本禁煙学会に5年以上継続していることが条件となる．また，認定者となってから3年以上，禁煙指導

に携わっている場合，申請の条件を満たしていれば，専門指導者に昇級できる．5年ごとに更新で，50単位が必要である．

　試験は，毎年2回ないし3回実施しており，申請手続きは，ホームページから行う．合格者は，ホームページ上に以下の欄に名前，勤務先が表示される．

● 禁煙治療に保険が使える医療機関

　http://www.jstc.or.jp/modules/diagnosis/index.php?content_id=1

● 禁煙専門指導者・認定指導者リスト

　http://www.jstc.or.jp/modules/certificate/index.php?content_id=3

Ⅱ　都道府県薬剤師会による認定制度

　禁煙サポートまたは禁煙支援薬剤師という名称で，都道府県薬剤師会が独自の認定制度を設けている．2010年の調査時[1]より若干増加し，2023年現在では以下の15都府県が認定制度を導入している．

● 東京都薬剤師会

　東京都薬剤師会認定禁煙支援薬剤師

　https://www.toyaku.or.jp/improvement/progress/nosmoking.html

● 宮城県薬剤師会

　宮城県薬剤師会認定禁煙支援・指導薬剤師

　https://www.mypha.or.jp/prefecture/useful/anti-smoking/

　http://www.kinenmiyagi.org/images/kenkyuukai4/4th_kenkyuukai_4.pdf

● 愛知県薬剤師会

　愛知県薬剤師会認定禁煙サポート薬剤師

　http://www.apha.jp/medicine_info/entry-50.html

● 滋賀県薬剤師会

　滋賀県薬剤師会認定禁煙支援薬剤師 http://

　www.shigayaku.jp/ 県民の皆様へ / 禁煙支援薬剤師 /

● 兵庫県薬剤師会

　禁煙指導認定薬剤師

　http://www.hyoyaku.org/files/1488947177.pdf

- 奈良県薬剤師会

  禁煙支援アドバイザー（奈良市が主催する「禁煙支援アドバイザー研修会」に参加）

  https://www.city.nara.lg.jp/life/4/33/

- 和歌山県薬剤師会

  認定禁煙指導薬剤師

  https://www.wpa.or.jp/about/plan/

- 広島県薬剤師会

  禁煙支援薬剤師

  http://www.hiroyaku.or.jp/nonsmoking/index.html

- 福岡県薬剤師会

  禁煙相談員

  https://www.fpa.or.jp/member/yakkyoku-i/_2958.html

- 佐賀県薬剤師会

  佐賀県薬剤師会認定禁煙サポート薬剤師

  http://www.sagayaku.or.jp/files/uploads/kinsapoyoukou300401.pdf

- 長崎県薬剤師会

  禁煙アドバイザー（日本禁煙科学会とのタイアップにより養成）

  http://www.npa.or.jp/npa/docs/oshirase/no_smoke.html

- 熊本県薬剤師会

  禁煙指導薬剤師

  https://www.kumayaku.or.jp/pharmacist/seminar/

- 大分県薬剤師会

  大分県薬剤師会認定禁煙支援薬剤師

  http://oitakenyaku.or.jp/activity/no-smoking.html

- 鹿児島県薬剤師会

  鹿児島県薬剤師会認定禁煙支援薬剤師

  http://app.box.com/s/ufqbgq2g69ivotff71n5brgp9wiz3ctm

  http://kayaku.jp/398/

- 沖縄県薬剤師会

  禁煙支援薬剤師（禁煙サポート薬局）

  http://www.kenko-okinawa21.jp/090-docs/2015122500022/

参考文献

1) 国立がん研究センター研究所 たばこ政策研究プロジェクト, 日本薬剤師会：都道府県薬剤師会における禁煙支援への取り組みに関する調査 結果報告. 2010.
https://www.nichiyaku.or.jp/assets/uploads/activities/201005kinen_report.pdf

（宮﨑恭一）

2　禁煙支援に役立つ情報サイト

Ⅰ　総合的な禁煙関連資料，禁煙支援者トレーニングプログラム

資料名	ウェブサイト	
厚生労働省 　禁煙支援マニュアル	https://www.mhlw.go.jp/topics/tobacco/kin-ensien/	
厚生労働省 　標準的な健診・保健指導プログラム	https://www.mhlw.go.jp/stf/seisakunitsuite/bunya/0000194155_00004.html	
日本循環器学会他3学会 　禁煙治療のための標準手順書	https://www.j-circ-kinen.jp/attempt/runbook/index.html	
禁煙推進学術ネットワーク 　禁煙治療（手順書／指針・ガイドライン）	https://tobacco-control-research-net.jp/activity/treatment/index.html#0373473d	
日本禁煙推進医師歯科医師連盟 　禁煙治療・禁煙支援のための J-STOP 　ネクスト	https://www.j-stop.jp/	
University of Calfornia, San Francisco Rx for Change（英語） 「Registration」より無料で医療従事者向け・患者向け禁煙支援資料をダウンロードできる	http://rxforchange.ucsf.edu/	
NCCN 　腫瘍学臨床診療ガイドライン「禁煙」（英語） アカウントを作成することで全資料をダウンロードできる	https://www.nccn.org/professionals/physician_gls/pdf/smoking.pdf	

Ⅱ　禁煙支援教材

資料名	ウェブサイト	
日本禁煙学会 　禁煙ポケットブック 第2版	http://www.jstc.or.jp/uploads/uploads/files/information/210715kinenpbook.pdf	
厚生労働省 　なくそう！望まない受動喫煙。 病院・薬局に掲示する標識や受動喫煙の啓発ポスターなどがダウンロードできる	https://jyudokitsuen.mhlw.go.jp/	
東京都医師会 　タバコ Q & A	https://www.tokyo.med.or.jp/smoking-question-answer	

NPO 日本小児禁煙研究会 　禁煙講演用資料 　学校薬剤師向け薬物乱用防止・防煙教育の資料	https://jsptr.jp/data/	
グラクソ・スミスクライン・コンシューマー・ヘルスケア・ジャパン株式会社 　いい禁煙	http://www.e-kinen.jp/	
ジョンソン・エンド・ジョンソン株式会社 コンシューマーヘルス 　禁煙チャレンジをサポートするニコレット	https://www.nicorette.jp/	
ファイザー株式会社 　すぐ禁煙.jp	https://sugu-kinen.jp/	
産業医科大学 　大和浩教授禁煙講演資料	http://www.tobacco-control.jp/	
禁煙工房 　オリジナル禁煙グッズ	https://kinen-kobo.com/	

Ⅲ　禁煙支援に関する情報，統計など

資料名	ウェブサイト	
日本禁煙学会 薬剤師委員会 　禁煙相談のできる地域の薬剤師を検索	https://phkinen.jp/pharmacist/	
日本禁煙学会 　全国禁煙外来・禁煙クリニック一覧	http://www.nosmoke55.jp/nicotine/clinic.html	
厚生労働省 　国民健康・栄養調査：喫煙，禁煙意思の有無，受動喫煙の状況（毎年）	https://www.mhlw.go.jp/bunya/kenkou/kenkou_eiyou_chousa.html	
厚生労働省 　国民生活基礎調査：「健康」に関する事項（3年毎）	https://www.mhlw.go.jp/toukei/llst/20-21.html	
厚生労働省 　喫煙と健康	https://www.mhlw.go.jp/stf/shingi2/0000135586.html	
国立がん研究センター 　たばこに関する調査報告	https://www.ncc.go.jp/jp/icc/cancer-info/project/tabacco/index.html	
健康・体力づくり事業財団 　最新たばこ情報	http://www.health-net.or.jp/tobacco	
くまもと禁煙推進フォーラム	https://square.umin.ac.jp/nosmoke	
The American Cancer Society 　Tobacco Atlas（英語）	https://tobaccoatlas.org/	

（戸張裕子，長谷川晃美）

索引

MEMO

MEMO

はじめよう！薬剤師のための禁煙支援ガイド

2023 年 8 月 1 日　1 版 1 刷　　　　　　　　　　ⓒ2023

編　者
一般社団法人　日本禁煙学会

発行者
株式会社 南山堂　代表者 鈴木幹太
〒113-0034　東京都文京区湯島 4-1-11
TEL 代表 03-5689-7850　　www.nanzando.com

ISBN 978-4-525-70791-0

JCOPY ＜出版者著作権管理機構 委託出版物＞
複製を行う場合はそのつど事前に（一社）出版者著作権管理機構（電話03-5244-5088，
FAX 03-5244-5089, e-mail: info@jcopy.or.jp）の許諾を得るようお願いいたします.

本書の内容を無断で複製することは，著作権法上での例外を除き禁じられています.
また，代行業者等の第三者に依頼してスキャニング，デジタルデータ化を行うことは
認められておりません.